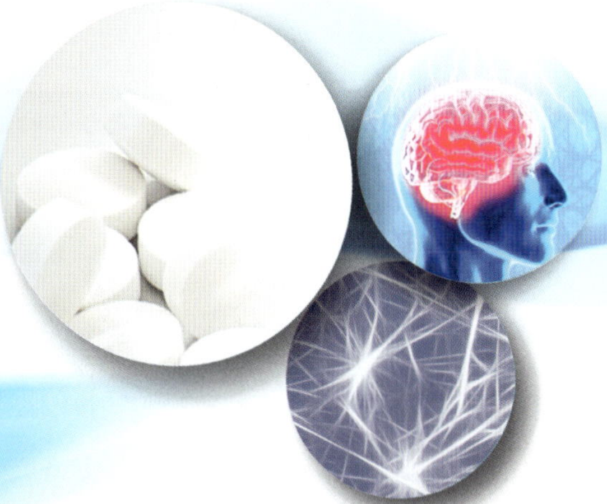

CEFALEIA
ENXAQUECA

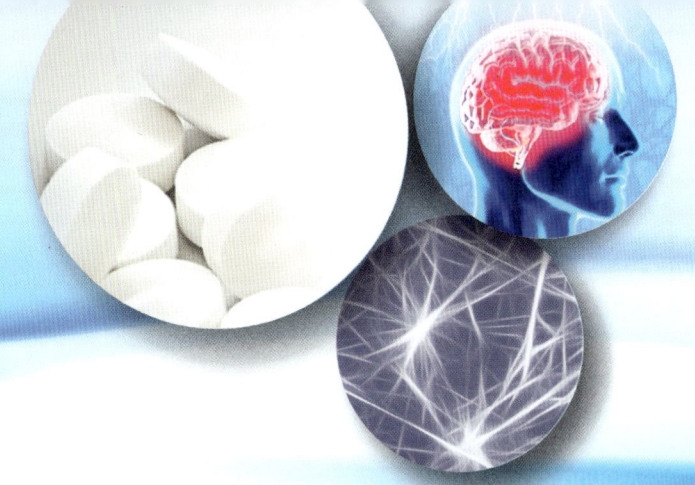

CEFALEIA ENXAQUECA
DIAGNÓSTICO E TRATAMENTO

Jorge Luiz Braga

Pós-Graduação em Neurocirurgia pelo
Instituto de Pós-Graduação Médica Carlos Chagas (IPGMCC – RJ)
Pós-Graduação em Neurologia pela Universidade do Rio de Janeiro (UNIRIO)
Pós-Graduação em Neurofisiologia pelo
Instituto Brasileiro de Medicina e Reabilitação (IBMR)

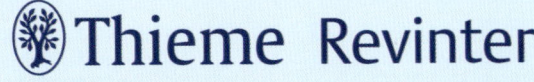

Dados Internacionais de Catalogação-na-Publicação (CIP)

B813c

Braga, Jorge Luiz
Cefaleia enxaqueca: diagnóstico e tratamento / Jorge Luiz Braga. – 1. Ed. – Rio de Janeiro – RJ: Thieme Revinter Publicações Ltda., 2017.

66 p.: il; 14 x 21 cm.

Inclui Bibliografia e Índice Remissivo
ISBN 978-85-67661-26-1

1. Cefaleia. 2. Manifestações Clínicas. I. Título.

CDD: 616.857
CDU: 616.857

Contato com o autor:
neurojlb@ig.com.br

Nota: O conhecimento médico está em constante evolução. À medida que a pesquisa e a experiência clínica ampliam o nosso saber, pode ser necessário alterar os métodos de tratamento e medicação. Os autores e editores deste material consultaram fontes tidas como confiáveis, a fim de fornecer informações completas e de acordo com os padrões aceitos no momento da publicação. No entanto, em vista da possibilidade de erro humano por parte dos autores, dos editores ou da casa editorial que traz à luz este trabalho, ou ainda de alterações no conhecimento médico, nem os autores, nem os editores, nem a casa editorial, nem qualquer outra parte que se tenha envolvido na elaboração deste material garantem que as informações aqui contidas sejam totalmente precisas ou completas; tampouco se responsabilizam por quaisquer erros ou omissões ou pelos resultados obtidos em consequência do uso de tais informações. É aconselhável que os leitores confirmem em outras fontes as informações aqui contidas. Sugere-se, por exemplo, que verifiquem a bula de cada medicamento que pretendam administrar, a fim de certificar-se de que as informações contidas nesta publicação são precisas e de que não houve mudanças na dose recomendada ou nas contraindicações. Esta recomendação é especialmente importante no caso de medicamentos novos ou pouco utilizados. Alguns dos nomes de produtos, patentes e *design* a que nos referimos neste livro são, na verdade, marcas registradas ou nomes protegidos pela legislação referente à propriedade intelectual, ainda que nem sempre o texto faça menção específica a esse fato. Portanto, a ocorrência de um nome sem a designação de sua propriedade não deve ser interpretada como uma indicação, por parte da editora, de que ele se encontra em domínio público.

© 2017 Thieme Revinter Publicações Ltda.
Rua do Matoso, 170, Tijuca
20270-135, Rio de Janeiro – RJ, Brasil
http://www.ThiemeRevinter.com.br

Thieme Medical Publishers, Inc., 333 Seventh Avenue,
New York, NY 10001, USA
http://www.thieme.com

Impresso no Brasil por Blue Print Gráfica e Editora Ltda.
5 4 3 2 1
ISBN 978-85-67661-26-1

Todos os direitos reservados. Nenhuma parte desta publicação poderá ser reproduzida ou transmitida por nenhum meio, impresso, eletrônico ou mecânico, incluindo fotocópia, gravação ou qualquer outro tipo de sistema de armazenamento e transmissão de informação, sem prévia autorização por escrito.

AGRADECIMENTOS

Este livro é dedicado ao meu pai (Paulino Braga) e ao meu irmão (Mauricio Braga) que sempre acreditaram em um futuro melhor para as pessoas do bem. Um de seus maiores desejos foi o de que eu tivesse a minha formação profissional, a qual devo totalmente a eles, mas o destino assim não o quis, pois Deus os chamou para junto de si.

Eles foram meu espelho, pois souberam encaminhar-me na vida. Portanto, se cheguei a esta estabilidade profissional, eles serão eternamente responsáveis.

Foram amigos leais de todos aqueles que conviveram com eles, mesmo não recebendo, às vezes, a mesma reciprocidade.

Foram excelentes chefes de família, mantendo sempre uma conduta ímpar junto àqueles que tiveram a honra de conviver com eles. Por isso tudo exposto, sua partida deixou uma lacuna incalculável e uma saudade infinita, mas acredito que, onde quer que estejam, ainda estão ao meu lado.

APRESENTAÇÃO

O estudo das cefaleias vem aumentando em várias direções nas últimas décadas. Nos últimos anos, o conhecimento da epidemiologia e da fisiopatologia da enxaqueca avançou muito.

A enxaqueca é uma patologia crônica comum e incapacitante que afeta aproximadamente 15,4% da população brasileira. Para o tratamento da enxaqueca é necessário um diagnóstico correto, fundamentado nos critérios diagnósticos da SIC (Sociedade Internacional de Cefaleia), identificando individualmente os desencadeantes e os mecanismos mais importantes em cada paciente. O conceito fundamental para o tratamento da enxaqueca é o de prevenção: evitar o surgimento das crises. A prevenção pode ser por medicamentos ou não. As classes farmacológicas mais utilizadas são os neuromoduladores (anticonvulsivantes), os antidepressivos, os betabloqueadores e os bloqueadores do canal de cálcio (Fig. 2-2). Até o momento, existem aproximadamente 300 tipos de cefaleia, e a enxaqueca é a mais encontrada no ambulatório da neurologia.

A enxaqueca é um dos maiores desafios em termos de saúde pública. Os recentes avanços em pesquisa deram novas perspectivas quanto às causas da enxaqueca, em particular o papel de genes específicos e fatores psicossociais, levando em conta também o uso das drogas em abuso.

Para alcançar o objetivo final do tratamento da enxaqueca é preciso estar apto a acolher, escutar e tratar adequadamente todos os pacientes para minimizar esse intenso sofrimento que é a dor de cabeça (= enxaqueca). Este livro foi realizado com o objetivo de auxiliar a classe médica na avaliação e conduta de um paciente com cefaleia moderada (= enxaqueca); porém, o objetivo maior é o de informar à classe não médica da

SUMÁRIO

INTRODUÇÃO 1

1 INFORMAÇÕES GERAIS 3

2 MECANISMO DA DOR (TRATAMENTO) 7
DORES MODERADAS 7
FORMAS DE TRATAMENTO 10

3 MANIFESTAÇÕES CLÍNICAS 13
CEFALEIA, ENXAQUECA OU MIGRÂNEA 13
ETIOLOGIA................................... 22

4 FISIOPATOLOGIA DA CEFALEIA (ENXAQUECA) 25
RELAÇÃO DA SEROTONINA COM A CEFALEIA
(ENXAQUECA) 26
COMPLICAÇÕES DURANTE UMA CRISE DE
ENXAQUECA 27

5 QUADRO CLÍNICO E DIAGNÓSTICO 31

6 TRATAMENTO................................ 37
TRATAMENTO MEDICAMENTOSO 37
TRATAMENTO CIRÚRGICO 47

BIBLIOGRAFIA................................ 51

ÍNDICE REMISSIVO 53

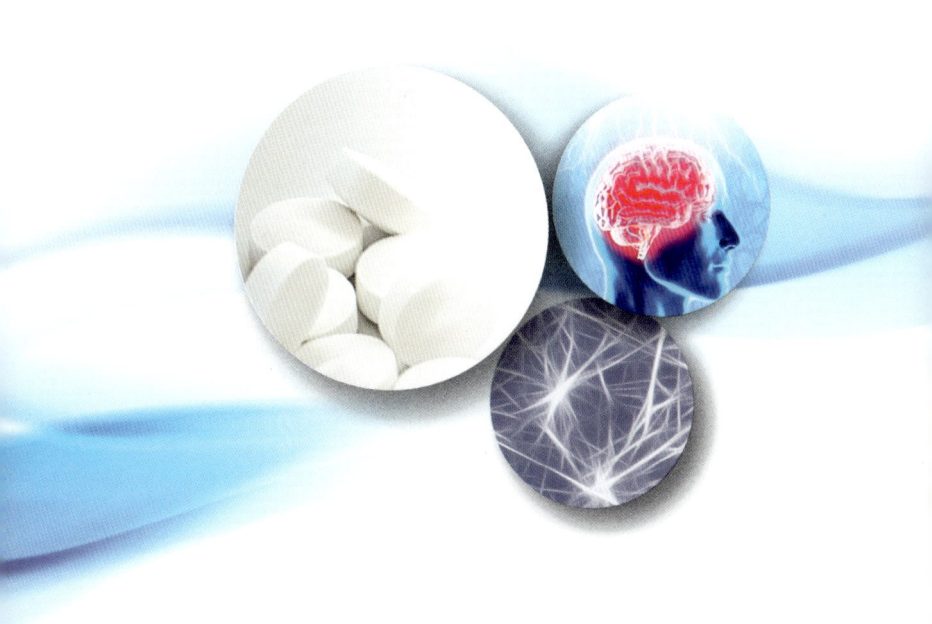

CEFALEIA
ENXAQUECA

INTRODUÇÃO

Os médicos neurologistas veem-se frente ao sofrimento e à demanda de assistência médica gerada pela cefaleia = enxaqueca (migrânea), porém, encontra-se somente sofrimento, já que a maioria dos pacientes não procura os especialistas, recorre à automedicação ou a terapias alternativas que não trazem benefícios.

A enxaqueca é uma doença neurológica com diagnóstico clínico, devendo ser tratada preventivamente e não somente em sua crise.

É possível que a resposta limitada obtida pela enxaqueca tenha origem no desprezo do próprio paciente por sua doença, já que a resposta do tratamento não vai modificar sua expectativa de vida, ignorando a grande influência que ela pode ter na qualidade da mesma.

1
INFORMAÇÕES GERAIS

Nas últimas décadas, o estudo das cefaleias vem-se expandindo em diversas direções. Nos últimos anos, o conhecimento da epidemiologia e da fisiopatologia da enxaqueca avançou bastante.

A enxaqueca é um dos quase 300 tipos de dores de cabeça que existem. Sua dor latejante e/ou pulsátil dura de 4 a 72 horas e afeta, em geral, apenas um lado da cabeça, podendo afetar a cabeça toda.

A síndrome da enxaqueca provoca náuseas, vômitos e piora com a luz (fotofobia), cheiro (osmofobia), barulhos (fonofobia) e movimentos (cinetofobia). Muitas pessoas acham que dor de cabeça é enxaqueca, mas há variações nos sintomas que podem indicar doenças diferentes. Existem duas formas de enxaqueca:

1. **Sem áurea**: é a forma mais comum de enxaqueca. Apresenta-se como uma dor característica da enxaqueca sem apresentar sintomas que caracterizam a áurea.
2. **Com áurea**: acomete cerca de 25% das pessoas com enxaqueca. Seus sintomas duram de 5 a 60 minutos e são, em sua maioria, associados a alterações visuais (áurea visual), mas podem ser associados a alterações sensoriais (áurea sensorial), alterações de linguagem, da fala e alterações motoras.

Existem pontos de gatilhos (zona que inicia as dores – Fig. 1-1) que podem desencadear as crises de enxaquecas:
A) Odores fortes como perfumes, gasolina, éter, cera etc.
B) Diferentes horários das refeições, consumir gorduras, frituras, chocolate, embutidos, queijos amarelos, molhos vermelhos, frutas cítricas, glutamato monossódico.
C) Tensão, dormir pouco, trabalhar demais, não ter lazer, não praticar atividade física.

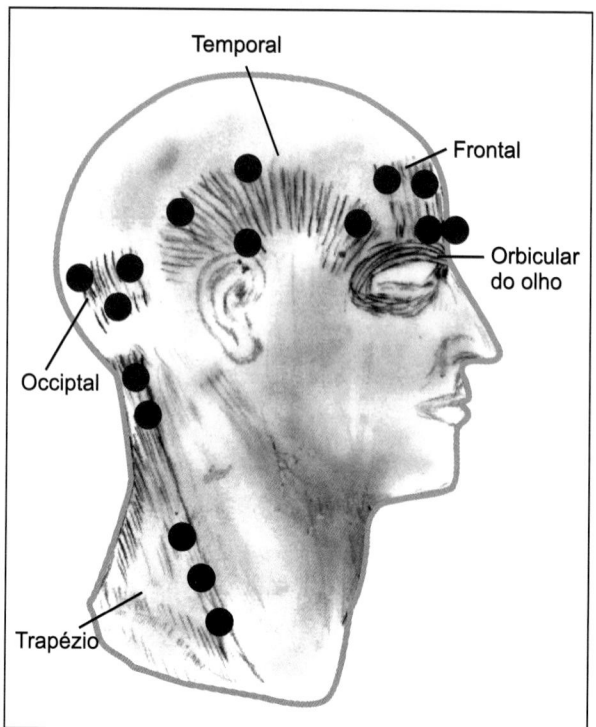

Fig. 1-1. Pontos musculares de aplicação de toxina botulínica em enxaqueca crônica. (*Fonte:* Clínica de neurocirurgia e medicina da dor Marcelo Quesado.)

D) Exposição solar e luz forte.
E) Excesso de fumo e álcool.

A enxaqueca é uma doença crônica comum, considerada pela OMS (Organização Mundial da Saúde) uma das quatro doenças mais incapacitantes. Ela pode ser prevenida e tratada. Viver com enxaqueca não é normal. Só o especialista (o neurologista) pode decidir pelo melhor tratamento. Nunca se deve tomar medicamentos por conta própria.

O tratamento da enxaqueca depende de um diagnóstico correto com base tanto em critérios diagnósticos da Sociedade Internacional de Cefaleia (SIC) como identificando, individualmente, os desencadeantes e os mecanismos mais importantes em cada paciente.

INFORMAÇÕES GERAIS

O principal conceito no tratamento da enxaqueca é o de prevenção: evitar o aparecimento das crises. Os tratamentos preventivos podem ser medicamentosos ou não.

As classes farmacológicas mais utilizadas são os neuromoduladores (anticonvulsivantes), os antidepressivos, os betabloqueadores e os bloqueadores do canal de cálcio.

Até o momento, os neuromoduladores, como o divalproato de sódio, seguido do topiramato, vêm sendo utilizados com bastante eficácia no tratamento da enxaqueca.

2
MECANISMO DA DOR (TRATAMENTO)

A dor esteve sempre presente na vida dos seres vivos, constituindo um sinal de alerta para situações em que a sobrevivência estivesse comprometida. A importância na preservação da espécie, por outro lado, faz-se por meio da articulação harmoniosa dos aspectos afetivo-motivacionais, cognitivo-avaliativos e sensório-discriminativos, propiciando respostas adequadas aos estímulos dolorosos. Segundo a SIE da dor (Sociedade Internacional para o Estudo da Dor), a dor pode ser definida como uma experiência sensorial e emocional desagradável, associada a uma lesão real ou potencial do tecido, ou como consequência de tal lesão. O sucesso do tratamento da dor aguda ou crônica está no diagnóstico da natureza da dor do paciente e de sua história psicossocial. Para alcançar esse objetivo principal é preciso estar apto a acolher, escutar e tratar adequadamente todos os pacientes para minimizar esse sofrimento, a dor (Figs. 2-1 e 2-2).

DORES MODERADAS

A dor é classificada como nociceptiva (estimulação de um nervo que provoca manifestação de dor ou reflexo evidente [Figs. 2-1 e 2-3]), neuropática ou ambas, e todas podem ser agudas ou crônicas. A dor nociceptiva (trauma, lombalgia, dor articular degenerativa ou inflamatória) é a forma mais comum de dor crônica. Quando essas dores se iniciam, podem ser nociceptivas, mas, com o passar do tempo, as alterações neurológicas decorrentes da cronificação podem desencadear uma dor neuropática. Os opioides são os analgésicos mais potentes no uso clínico para o tratamento da dor nociceptiva (Fig. 2-2).

2 MECANISMO DA DOR (TRATAMENTO)

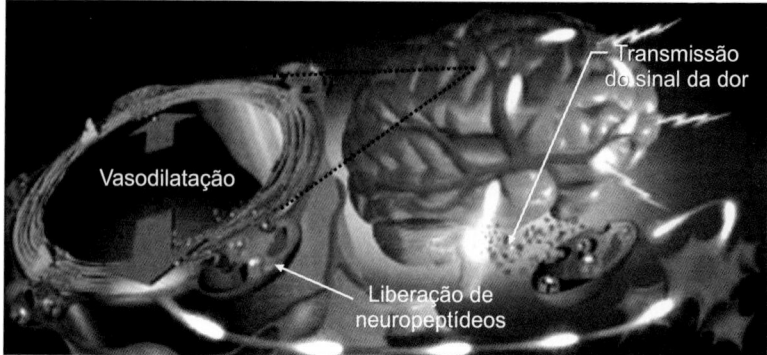

Fig. 2-1. Estudos mostram que a fisiopatologia da enxaqueca ocorre entre reações químicas, nas terminações nervosas, sinapses neuronais e vasos sanguíneos. Ocorre uma reação neurovascular anormal, levando ao quadro doloroso. A enxaqueca com áurea, que precede a dor em alguns pacientes durante a crise, seria por um fenômeno vasoconstrictor em que a vasodilatação levaria à dor propriamente dita. A áurea levaria a uma redução do fluxo sanguíneo cerebral que se propaga a uma velocidade aproximada de 2 a 3 mm/min, "depressão alastrante". (Fonte: Centro especializado no tratamento de enxaqueca.)

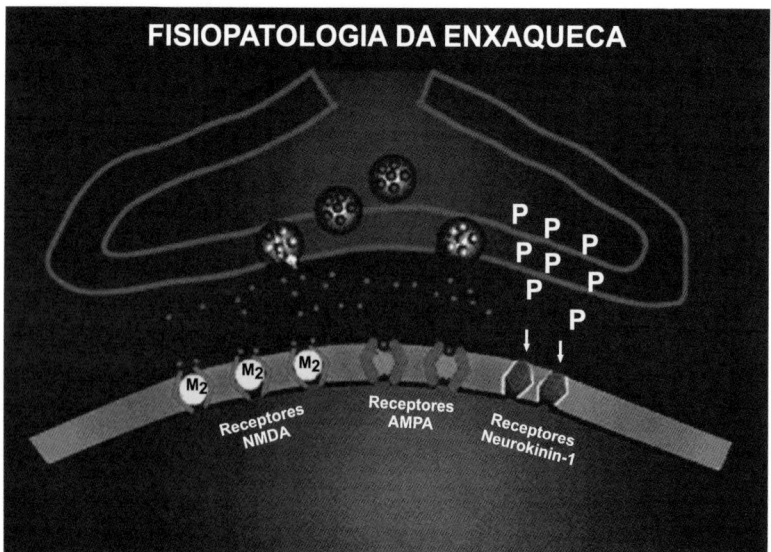

Fig. 2-2. Terminações nervosas de um neurônio, sinapse neuronal e a parede do vaso sanguíneo representando a produção e reações químicas, que estimulam a vasodilatação, levando à dor da enxaqueca.
(Fonte: Welch KM, et al. Neurol Clin 1990;8(4):817-28.)

MECANISMO DA DOR (TRATAMENTO) 2

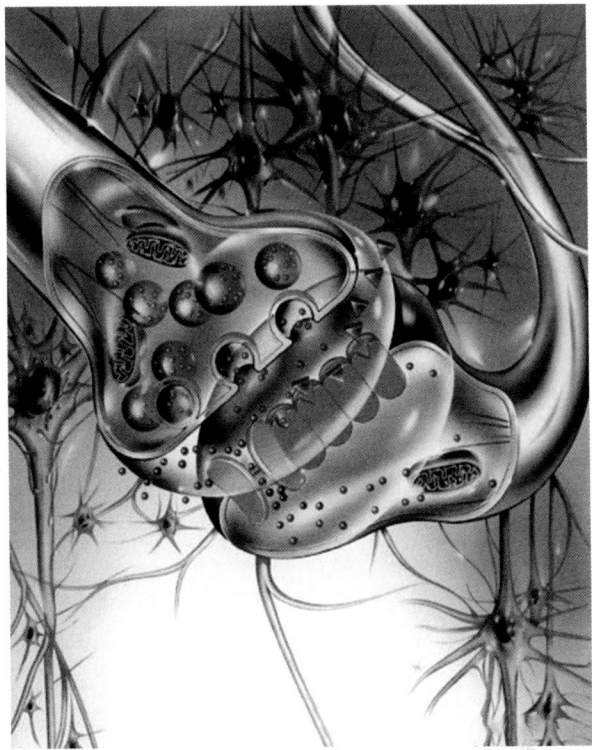

Fig. 2-3. Terminações nervosas (conexões entre neurônios): as sinapses propiciam um *feedback* inibitório, exercendo um papel crucial na modulação das informações nociceptivas. Conhecer este mecanismo propicia uma terapêutica para o controle da dor crônica, pois teremos a noção de como será a metabolização da droga (medicação) até seu efeito final. Local onde ocorre a ação da medicação. (*Fonte:* Sciencephotolibray/Calma.)

Em decorrência da falta de conhecimento à resposta de doses eficazes, do tempo de ação dos analgésicos, das técnicas analgésicas disponíveis, dos receios quanto à depressão respiratória, vícios, entre outros fatores, há relatos, na literatura especializada, de que a dor é subtratada e é um sintoma frequente no ambiente hospitalar. A avaliação e o registro sistemático e periódico de sua intensidade são fundamentais. O manejo da dor tem como alicerce a monitoração padronizada, os protocolos para o uso de analgésicos e controle dos efeitos colaterais, e o treinamento dos profissionais que serão responsáveis pela analgesia. Para isso é necessário uma rotina para avaliar a ocorrência e a intensidade da dor, utilizando a Escala Visual Analógica (EVA) e a documentação das intervenções planejadas para o tratamento e controle dessa dor, além do período determinado para reavaliação.

FORMAS DE TRATAMENTO

O tratamento da dor é um desafio na prática médica, levando, frequentemente, a um controle inadequado, o que gera insatisfação na maioria dos pacientes. Várias razões podem ser apontadas para esse resultado, como a não valorização da queixa do paciente, gerando prescrições inadequadas, muitas vezes com doses subterapêuticas, principalmente em decorrência do desconhecimento da farmacologia das drogas. Essa é a realidade no tratamento da dor aguda, condição que pode ser muito bem controlada com o arsenal terapêutico existente. Quanto à dor crônica, nem sempre se consegue um bom resultado, e, muitas vezes, deve-se lançar mão de associações medicamentosas.

A dor crônica não maligna é um problema de saúde muito importante que aflige um número significativo de pacientes, causa sofrimento pessoal, reduz a produtividade e gera um custo substancial ao sistema de saúde. Portanto, é necessário otimizar estratégias terapêuticas para o manejo dessa dor. Embora o papel dos opiáceos na dor do câncer seja bem estabelecido, há considerável resistência para seu uso a longo prazo na dor crônica, no que se refere aos efeitos colaterais, à tolerância analgésica e ao vício. Protocolos para o uso responsável dos opiáceos em dor crônica se preocupam com esse problema. Um objetivo importante na terapia analgésica é o alívio contínuo da dor crônica. A transmissão da dor envolve numerosas vias, transmissores e receptores (Figs. 2-1 e 2-2), sugerindo que não há uma droga "MÁGICA", antinociceptiva. O controle ótimo da dor geralmente requer abordagem multimodal utilizando vários analgésicos. Há apenas 100 anos havia poucas drogas terapeuticamente úteis. A morfina era conhecida como uma droga notável pela eficácia na dor intensa.

O tratamento farmacológico da dor envolve a escala analgésica de três degraus da OMS (Organização Mundial da Saúde), desenvol-

MECANISMO DA DOR (TRATAMENTO)

vida no início dos anos 1980 como ferramenta para o manejo da dor no câncer.

As drogas, incluindo acetaminofeno, AINEs, codeína e opioides fortes (com ou sem adjuvantes analgésicos), têm tido sucesso em 80% dos pacientes com dor oncológica. Entretanto, na dor não oncológica, os três degraus raramente são utilizados.

No primeiro degrau são recomendados os analgésicos não opioides, como acetaminofeno, AINEs e drogas pirazólicas, como fenilbutazona e dipirona. No segundo degrau são utilizados os chamados opioides fracos, como a codeína. Essa droga geralmente não é utilizada em base regular e quase sempre combina com acetaminofeno 500 mg, que limita a dose em 8 comprimidos por dia. O uso das combinações analgésicas, disponíveis em uma única cápsula ou comprimido pode tornar o consumo simples para o paciente, mas limita a titulação ótima do opioide. Se já foi tomada a decisão de utilizar o opioide, este deve ser titulado a um nível potente para se obter analgesia adequada.

A prescrição da medicação analgésica depende do tipo e da intensidade da dor. Deve optar pelo uso de opioides fracos na dor aguda grave ou na dor crônica, quando outras formas de tratamento tiverem se esgotado neste caso; o paciente deve ser bem avaliado quanto a possível risco de vício, pois raramente este ocorrerá se não houver história anterior.

Qualquer que seja a medicação escolhida, esta deve ser introduzida progressivamente, para reduzir o impacto dos efeitos adversos, aumentar a adesão do tratamento e permitir a titulação da dose adequada. Devem-se escolher as drogas melhores para a associação quando necessário. O uso de drogas analgésicas opioides e de adjuvantes em formações separadas permite alcançar as doses adequadas de cada medicamento, minimizando os riscos com as superdoses. O objetivo sempre deverá ser o controle da dor ou, pelo menos, torná-las pouco intensas, devendo-se utilizar sempre os esquemas de administrações regulares, evitando o uso "quando necessário". O paciente deve ser acompanhado regularmente, com objetivo da necessidade de reajuste da dose ou controle dos efeitos colaterais da medicação. O médico, capacitado e bem informado, diminui o custo econômico direto e melhora a qualidade de vida de seu paciente.

3
MANIFESTAÇÕES CLÍNICAS

CEFALEIA, ENXAQUECA OU MIGRÂNEA

A enxaqueca ou migrânea é a cefaleia de origem vascular, crônica, mais frequente. Seu nome se dá por meio da contração vascular (Figs. 3-1 e 3-2) de hemi (médio) e crânio, em referência à dor unila-

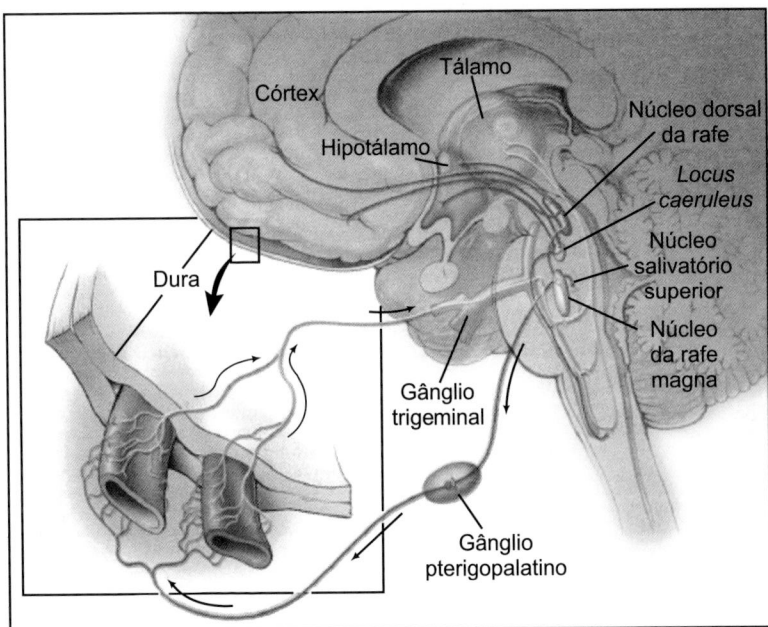

Fig. 3-1. A fisiopatologia da enxaqueca vem sendo estudada, principalmente, nos últimos 15 anos. A participação do mecanismo genético inclui o gene CACNL1A4 no cromossomo 19p13.1, onde codifica a subunidade a1 do canal de cálcio, tipo P/Q, original do cérebro, dos mediadores e neurotransmissores envolvidos com a inflamação neurogênica, como, por exemplo, o peptídeo que possui relação com a calcitonina (CGRP), a NK-1 e a SP. (*Fonte:* Goadsby, et al. NEJM, 2002.)

MANIFESTAÇÕES CLÍNICAS

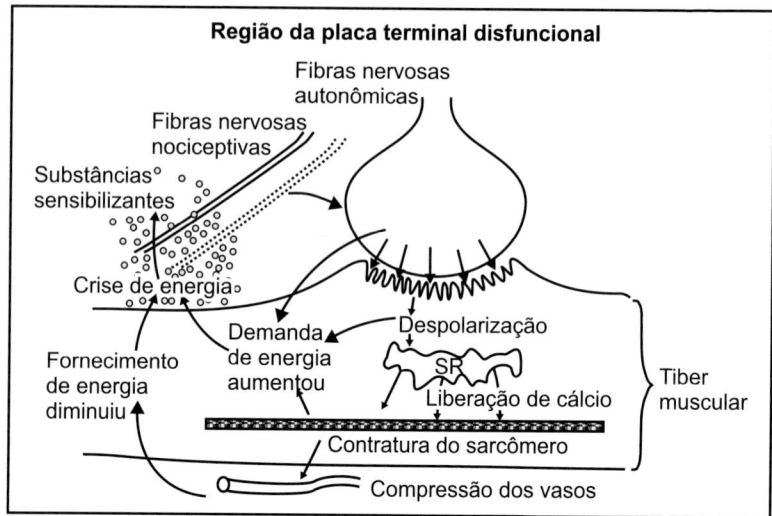

Fig. 3-2. Nas últimas décadas, estudos realizados vêm nos mostrando fatores importantes na neurofisiologia da enxaqueca, como a ativação do trigêmeo vascular, a indução da vasodilatação mediada por CGRP e a estimulação no núcleo do trigêmeo, no tronco cerebral. (*Fonte:* Auto Hipnose/Sola AE, 1998.)

teral. Manifesta-se por episódios recorrentes de dor de cabeça de horas de duração (4 a 72 hs), com intervalos livres de dias a meses. Geralmente a dor é hemicrânica, pulsátil, acompanhada de sintomas vegetativos (náuseas, vômitos, anorexia, fotofobia e fonofobia), e, com menos frequência, é bilateral e, em alguns casos, pode ser acompanhada de sinais neurológicos focais ou áurea.

A enxaqueca é conhecida desde 3.000 a.C., porém, o conhecimento atual da epidemiologia desta enfermidade provém de estudos recentes, realizados nas últimas décadas. Atualmente é reconhecida como um problema de saúde pública importante. Trabalhos epidemiológicos confirmaram a impressão geral de que esta doença predomina em mulheres numa frequência segundo o sexo que oscila entre 2 a 3 mulheres para cada homem. Um estudo com 750 casos de migrânea (enxaqueca) mostra uma porcentagem de 69,3% de mulheres para 30,7% de homens, não existindo diferenças significativas quanto à forma de apresentação segundo o sexo, sendo encontrada, claramente, maior intensidade nas mulheres, especialmente entre os 25 e 39 anos de idade. Estudos recentes nos mostram, através dos critérios diagnósticos da IHS (International Headache Society), uma prevalência consideravelmente menor desta patologia em homens do que em mulheres. Nos Estados Unidos, Stewart *et al.* compararam a prevalência da enxaqueca em brancos, afro-americanos e asiático-americanos, encontrando uma prevalência significantemente maior em brancos (20,4%) do que nos outros grupos étnicos (16,2 e 9,2%, respectivamente).

Calcula-se que a enxaqueca afete 10 a 15% da população em geral, e até 26% da população adulta, predominem no sexo feminino, na proporção de 2-4:1. Encontramos antecedentes familiares em 50 a 75% dos casos.

A enxaqueca hemiplégica familiar, é uma variante rara de enxaqueca com áurea, caracterizada pela presença de fraqueza motora durante a áurea, pode ter duas formas principais, dependendo da história familiar:

1. Doentes com pelo menos um familiar em primeiro ou segundo grau que tenham áurea, incluída fraqueza muscular, têm enxaqueca hemiplégica familiar – FHM.
2. Doentes sem tal história familiar têm enxaqueca hemiplégica esporádica (uma herança conhecida demonstrada).

   Nas demais formas podemos falar de uma predisposição constitucional.

A idade de início mais frequente é a infância e a adolescência. O começo, a partir da 5ª década de vida, é excepcional.

A enxaqueca é comórbida (ocorre quando duas ou mais doenças estão etiologicamente relacionadas) com um número grande de doenças tanto neurológicas como psiquiátricas ou cardiovasculares. Entre essas associações deve-se destacar a relação entre enxaqueca e isquemia cerebral, enxaqueca e epilepsia e enxaqueca e transtornos afetivos.

A enxaqueca, assim como a epilepsia, podem causar tanto alterações transitórias do nível de consciência como cefaleia. Isso gera um problema evidente no diagnóstico diferencial. Outro aspecto a ser destacado são as implicações terapêuticas derivadas da comorbidade, que limitam ou facilitam, em alguns casos, a conduta terapêutica.

3 MANIFESTAÇÕES CLÍNICAS

A enxaqueca e a isquemia cerebral são doenças (patologias) neurológicas que se apresentam com déficits focais, alterações de fluxo sanguíneo cerebral e cefaleia. A relação entre ambas entidades é complexa.

Estudos realizados definiram quatro possíveis associações: enxaqueca e isquemia cerebral coexistentes, isquemia cerebral que se apresenta, clinicamente, como enxaqueca, isquemia cerebral induzida por enxaqueca (infarto cerebral migranoso verdadeiro) e outros casos com relações incertas. A associação entre enxaqueca e isquemia cerebral é mais frequente nos casos de enxaqueca com áurea e os infartos migranosos podem-se localizar em territórios posteriores.

Recentes pesquisas publicaram que a enxaqueca se associa a um risco quatro vezes superior de isquemia cerebral em mulheres com menos de 45 anos e que este risco é muito maior no caso de mulheres tabagistas. O perfil de um paciente com enxaqueca com risco de desenvolver um infarto migranoso é o de uma paciente jovem, onde a crise se apresenta qualquer hora do dia, sem nenhum predomínio de horário, com uma crise de mais de 12 horas de evolução e que corresponda a uma crise de enxaqueca com áurea.

A alta predominância familiar observada na enxaqueca sugere um componente hereditário. Em sua demonstração foram necessários numerosos estudos familiares, onde se confirmou a existência desta agregação e estabeleceu-se o padrão de herança.

O estudo de Russell e Olescen permitiu descobrir que os parentes de primeiro grau de pacientes com enxaqueca sem áurea tinham um risco significativamente maior de sofrer de enxaqueca. Os parentes de primeiro grau de pacientes com a enxaqueca com áurea tinham um risco quatro vezes maior de também sofrer de enxaqueca com áurea, sem um aumento no risco da enxaqueca sem áurea. Concluímos, então, que a enxaqueca é uma doença hereditária e que as enxaquecas com e sem áurea poderiam ser entidades geneticamente distintas.

A enxaqueca poderá ou não ter sintomas prodrômicos. Alguns deles são: mudanças no estado de ânimo, incluindo euforia; dificuldade para se concentrar e pensar ou, pelo contrário, clareza mental; bocejos; astenia; avidez por alimentos doces (chocolate); oligúria

MANIFESTAÇÕES CLÍNICAS 3

(ocorre quando o organismo produz pouca urina), com retenção de líquidos e doenças cervicais.

A enxaqueca pode ou não estar acompanhada por "ÁUREA". A áurea é um sinal ou sintoma neurológico focal transitório que pode estar presente em 10 a 30% dos pacientes com enxaqueca. A áurea típica instaura-se lentamente em um período de 5 a 20 minutos, dura menos de 60 minutos e pode preceder a cefaleia. As alterações neurológicas que constituem a áurea são, na maioria, visuais (como escotomos cintilantes), correspondendo a fenômenos do lobo occipital e, com menor frequência, sensitivas, por acometimento do córtex parietal, ou alterações de linguagem ou motoras (déficts unilaterais). Há múltiplas variantes: a áurea pode acompanhar a cefaleia, aparecer posteriormente à mesma ou até apresentar-se sem cefaleia associada. A áurea pode ser encontrada sem cefaleia (enxaqueca) em paciente de idade avançada, pois, no envelhecimento, a cefaleia pode melhorar, chegando até a desaparecer, mesmo que as áureas continuem. Também na idade infantil podemos encontrar áurea que não é acompanhada por cefaleia. Este quadro é chamado de equivalente enxaquecoso, de difícil diagnóstico.

A enxaqueca com áurea é caracterizada pela presença de sinais e sintomas que denotam uma disfunção neurológica focal e que são de caráter transitório. Geralmente apresenta-se em 20% dos episódios. Com frequência, no mesmo paciente, registramos antecedentes de episódios com e sem áurea.

Os critérios clínicos necessários para seu diagnóstico são:

- Apresentação de pelo menos dois ou mais episódios com áurea.
- A áurea deve possuir ao menos três das características a seguir:
  - Sintomas que indiquem disfunção cortical ou de tronco cerebral (Fig. 3-3).
  - Caráter completamente reversível.
  - Sintomas que evoluam gradualmente em mais de quatro minutos.
  - Nenhum sintoma da áurea ultrapassa a 60 minutos. A cefaleia associa-se à áurea num intervalo de tempo inferior a 60 minutos.
- Qualquer outra alternativa diagnóstica deve ser excluída mediante investigações adequadas.

MANIFESTAÇÕES CLÍNICAS

Existe evidência de que os centros geradores das crises de enxaqueca são o *locus caeruleus* e os núcleos da rafe (estudos com PET cerebral de Dillner – Fig. 3-3). Estes núcleos têm a capacidade de ativar o sistema trigeminovascular, produzindo a liberação de substância P e de PRGC nos vasos sanguíneos meníngeos e durais (Fig. 3-3). A substância P produz desgranulação dos mastócitos e quimiotaxia polimorfonuclear. Os mastócitos liberam histamina, produzindo vasodilatação e edema cerebral; é o que se conhece por inflamação neurogênica estéril (Fig. 2-1). A áurea da enxaqueca é produzida por um fenômeno de depressão neuronal alastrante (onda de atividade elétrica cortical que avança a 3 minutos). Secundariamente à despolarização neuronal, é produzida uma hipoperfusão cerebral que, em certas zonas do parênquima encefálico, pode superar os níveis de isquemia, porém, não se conhece com absoluta certeza como a ativação dos núcleos encefálicos pode estimular o córtex cerebral e produzir a onda de depressão alastrante. Foram observados, também, que os pródromos (sinais ou grupos de sintomas que pode indicar o início de uma doença antes que sintomas específicos surjam) das crises podem ser causados por uma estimulação do núcleo supraquiasmático do hipotálamo.

A cefaleia (enxaqueca) é um tipo de dor que cursa com crise. Estas crises possuem algumas características clínicas definidas, permitindo sua diferenciação em formas clínicas diferentes. A SIC (Sociedade Internacional de Cefaleia) classificou as formas clínicas da enxaqueca segundo o Quadro 3-1.

Os critérios diagnósticos da enxaqueca sem áurea são:
- Apresentação de pelo menos cinco episódios que cumpram os critérios de 2 a 4.
- Duração dos episódios entre 4 a 72 horas.
- Cefaleia com pelo menos duas das seguintes características:
  - Localização unilateral (hemicraniana).
  - Pulsátil.
  - Intensidade moderada ou grave.
  - Piora com atividade física.
- Durante os episódios, apresentar pelo menos um dos seguintes sintomas:
  - Náusea ou vômito.
  - Fotofobia (sensibilidade a luz) ou fonofobia (medo de barulho).

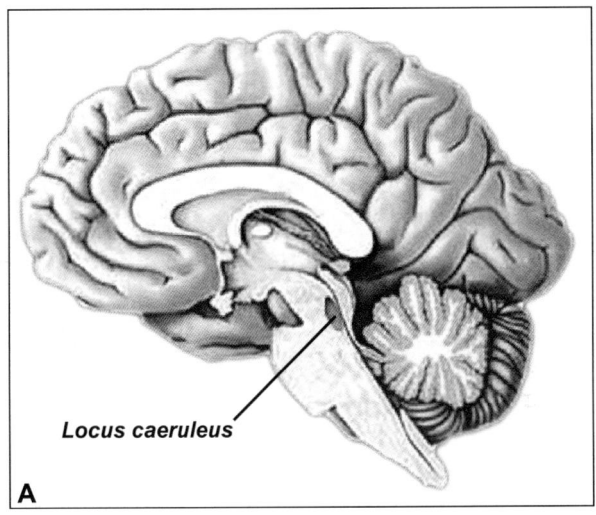

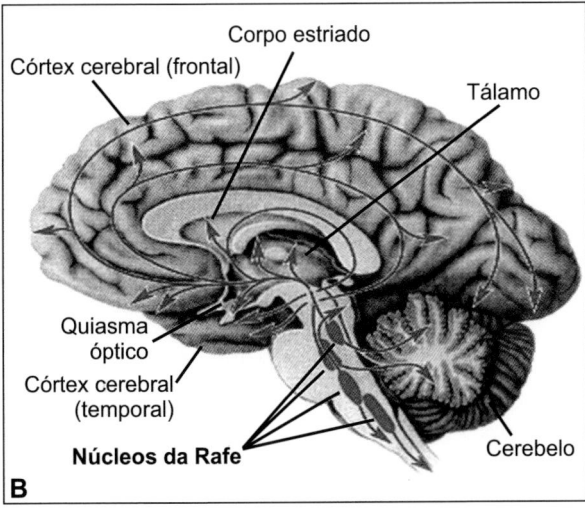

Fig. 3-3. Estudos demonstram que os centros geradores das crises de enxaqueca são: (**A**) o *locus caeruleus*; (**B**) os núcleos da rafe.
(*Fonte*: Neurotransmissores, drogas e doenças mentais/Morfobiomed.)

MANIFESTAÇÕES CLÍNICAS

Quadro 3-1. Classificação das formas clínicas da migrânea segundo a SIC (Sociedade Internacional de Cefaleia)

1.1. Migrânea sem áurea
1.2. Migrânea com áurea
1.2.1. Migrânea com áurea típica
1.2.2. Migrânea com áurea prolongada
1.2.3. Migrânea hemiplégica familiar
1.2.4. Migrânea basilar
1.2.5. Áurea sem cefaleia (equivalente enxaquecoso)
1.2.6. Migrânea com áurea de início agudo
1.3. Migrânea oftalmoplégica
1.4. Migrânea retiniana
1.5. Síndromes periódicas da infância que podem ser precursoras ou estar associadas à migrânea
1.5.1. Vertigem paroxística benigna da infância
1.5.2. Hemiplegia alternante da infância (AHC é uma doença rara do neurodesenvolvimento caracterizada por episódios recorrentes de hemiplegia e distúrbios paroxísticos associados a atraso do desenvolvimento persistente e comprometimento cognitivo, ocorrendo antes dos 18 meses de idade
1.6. Migrânea complicada
1.6.1. Estado migranoso
1.6.2. Infarto migranoso
1.7. Migrânea não classificável nos critérios anteriormente descritos

- Pelo menos um dos seguintes itens:
  - História ou exame físico não sugerem doença orgânica subjacente.
  - Hipótese de doença orgânica subjacente é afastada por investigação apropriada.
  - Doença orgânica presente sem relação temporal com a cefaleia.

A enxaqueca basilar é uma enfermidade descrita por Bickerstaff (em 1961), onde a áurea (foco neurológico) corresponde ao território vertebrobasilar. Pode cursar na forma de transtornos visuais binoculares, disartria (alteração da linguagem, paralisia dos órgãos de fonação), vertigem, zumbido, diminuição da acuidade auditiva, visão dupla, ataxia (irregularidade de coordenação muscular), parestesias bilaterais (alteração cutânea, como formigamento, pressão, frio ou queimação), paresias bilaterais (perda parcial da motricidade), diminuição do nível de consciência etc.

Ocorre, mais frequentemente, em mulheres jovens e possui um contexto familiar evidente.

A enxaqueca oftalmoplégica (Fig. 3-4A) é definida pela presença de duas ou mais crises de cefaleia associadas à paresia de um ou mais pares cranianos oculares (III, IV, ou VI), na ausência de lesões estruturais potencialmente causadoras. Quando o III par é afetado, o acometimento pode ser completo (com midríase = dilatação das pupilas – Fig. 3-4B) em uma porcentagem muito elevada de casos. A cefaleia associada à paresia dos oculomotores não possui características de en-

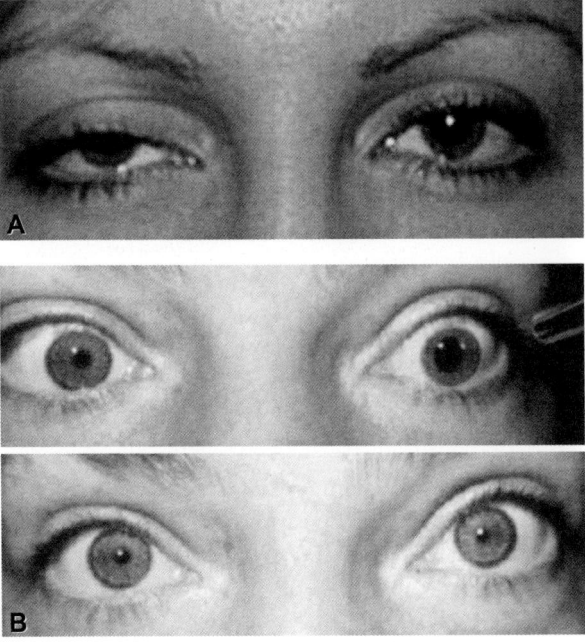

Fig. 3-4. Enxaqueca oftalmoplégica ou ptose palpebral: (**A**) encontramos em caso de portadores de enxaqueca onde a pálpebra superior de um dos olhos (do mesmo lado da dor) pode cair parcialmente, e ocorre durante a crise de dor. Terminando a crise a pálpebra volta ao normal. (**B**) Na crise de enxaqueca podemos encontrar a dilatação da pupila (= midríase pupilar) em um dos olhos.

xaqueca: não é pulsátil, é de longa duração (mais de 72 horas) e não piora com o exercício. Diferentemente dos outros tipos de enxaqueca, é mais frequente em homens que em mulheres e a idade mais frequente de acometimento é a segunda década de vida.

A denominação de enxaqueca oftálmica corresponde à terminologia clássica e sua pretensão era a de definir, de forma mais concreta, o conceito global da enxaqueca. Essa denominação provavelmente recebeu apoio da presença frequente de sintomatologia visual na enxaqueca (fotofobia na enxaqueca comum e áurea visual na enxaqueca clássica). Com o aumento do conhecimento de que estes sintomas correspondem, geralmente, ao âmbito visual e não especificamente ao oftálmico, a denominação caiu em desuso. A enxaqueca oftalmoplégica (paralisia dos músculos do olho) ocorre de uma forma pouco habitual de apresentação dessa doença na qual, durante a crise, aparece uma paresia ou paralisia de movimentos oculares, seja da motilidade intrínseca ou extrínseca do olho. Esta forma clínica de apresentação da enxaqueca e os critérios estabelecidos para seu diagnóstico, que requer um minucioso diagnóstico diferencial, são os seguintes:

A) Crise de enxaqueca que se assemelha, temporariamente, com o início de uma paresia de um ou mais pares cranianos oculomotores.
B) É absolutamente necessário o diagnóstico de exclusão de outras doenças.
C) Pelo menos ter apresentado duas crises que cumpram os critérios anteriores.

O diagnóstico diferencial denomina-se oftalmoplegia dolorosa.

ETIOLOGIA

Vascular

- Aneurisma.
- Fístula carótido-cavernosa.
- Trombose do seio cavernoso.
- Vasculite.

Tumoral
- Meningioma da asa do esfenoide.
- Tumores da região selar e parasselar.
- Tumores nasofaríngeos.
- Tumores originados ou invadindo a base do crânio.
- Tumores orbitários.
- Carcinomatose meníngea.

Infecciosa – Inflamatória
- Meningite.
- Aracnoide basal.
- Sarcoidose.
- Infecção hepética.

Outras
- Síndrome de Tolosa-Hunt.
- Enxaqueca oftalmoplégica.
- Mucocele esfenoidal.

A migrânea retiniana caracteriza-se por apresentar transtorno visual que se apresenta durante as crises de caráter monocular e que se relaciona com a isquemia transitória do nervo óptico e da retina. O critério diagnóstico é a apresentação de pelo menos duas crises que cumpram os seguintes pontos:

1. Escotoma (perda total ou parcial da acuidade visual) ou cegueira monocular completamente reversível, com duração inferior a 60 minutos. Deve ser confirmada por avaliação ou por desenho da alteração do campo visual.
2. A cefaleia (enxaqueca) associada ao transtorno visual pode preceder ou ser precedida por este transtorno em um intervalo de tempo inferior a 60 minutos:
   a) Investigação oftalmológica fora da crise é normal.
   b) Devem ser excluídas outras etiologias.

4
FISIOPATOLOGIA DA CEFALEIA (ENXAQUECA)

A enxaqueca apresenta-se com ativação do sistema trigeminovascular que conduz à inflamação neurogênica estéril. Este sistema constitui uma unidade anatômica e funcional na qual participam os vasos sanguíneos, o nervo trigêmeo e os núcleos do tronco encefálico em estrita conexão com o tálamo e o córtex sensitivo (Fig. 3-1).

O V par craniano possui a função de regular o fluxo sanguíneo craniano, é uma chave para a condução e posterior modulação da dor de cabeça. No seu seguimento distal, configura-se o ponto em que as fibras nervosas terminais livres do nervo trigêmeo alcançam as artérias durais, que inervam. Seriam as fibras do tipo "C" de pequeno calibre. Este ponto desenvolverá a inflamação neurogênica estéril, onde, nestas fibras nervosas, produzirá a liberação de produtos vasoativos como os peptídeos relacionados com a gênese da calcitonina, da substância P e da neurocinina. O sinal, reconhecido por vasos sanguíneos adjacentes, provoca uma resposta de vasodilatação, com extravasamento de plasma e ativando o endotélio do vaso. Com isso haverá a sensibilidade do nervo trigêmeo, levando, por via ortodrômica, o estímulo doloroso ao núcleo do V par. Deste partem fibras de conexão com outros núcleos do tronco e também com o tálamo, estrutura pela qual a informação dolorosa alcança o córtex cerebral. Por condução antidrômica (condução que se faz em uma fibra nervosa em sua direção inversa ao estímulo), o estímulo mantido pelos terminais do trigêmeo sobre o vaso fechará o trajeto da ativação do sistema.

4 FISIOPATOLOGIA DA CEFALEIA (ENXAQUECA)

RELAÇÃO DA SEROTONINA COM A CEFALEIA (ENXAQUECA)

O sistema trigeminovascular, estrutura anatômica funcional e substrato do mecanismo patogênico da crise enxaquecosa, é um sistema serotonérgico. O neurotransmissor implicado é a 5-Ht (5-hidroxitriptanina), sendo percursora da serotonina. A lista de receptores serotoninérgicos é extensa e participa em múltiplas e diversas funções do sistema nervoso. A participação da serotonina nas crises de enxaqueca é conhecida tanto pelas flutuações comprovadas de seu nível no sangue, como por aumento dos produtos de seu catabolismo no momento após a crise. Pesquisas demonstram presença de receptores 5-Ht 1D em terminais pré-sinápticos do nervo trigêmeo que participa do mecanismo de liberação de neuropeptídeos e, consequentemente, de inflamação neurogênica estéril. Receptores 5-Ht 1B localizam-se em nível pós-sináptico, na parede das artérias leptomeníngeas que participam do controle vasomotor (Figs. 2-1 e 3-2).

Podemos concluir que a resposta inflamatória local, como a vasodilatação, é o fenômeno essencial ao desenvolvimento da crise de enxaqueca.

Existem fatores desencadeantes da enxaqueca que podem ir desde situações estressantes ou que produzem ansiedade, até outros fatores, como alterações do sono, tanto no excesso como na privação, em que pode surgir a crise; alguns alimentos ou bebidas (café, leite, chocolate etc.); falta de alimentação (jejum); fatores climáticos (frio, calor), e dores fortes, ruídos etc. Alguns pacientes referem que suas crises são desencadeadas por "alterações" climáticas. Fatores como umidade, pressão atmosférica, direção e velocidade do vento, mudanças elétricas podem levar a uma crise de enxaqueca.

Existem, na dieta, vários produtos que provocam a crise de enxaqueca:

A) ***Aditivos (corantes ou conservantes):*** nitritos, utilizados para dar cor aos alimentos embutidos, e o glutamato monossódico, utilizado em comida chinesa.

B) ***Alimentos:*** leite, queijos curados, iogurtes, frutas secas, nozes, chocolate, cítricos, banana, salsicha etc.

C) ***Álcool:*** vinho, bebidas destiladas e as ricas em tanino (escuras).

FISIOPATOLOGIA DA CEFALEIA (ENXAQUECA) 4

COMPLICAÇÕES DURANTE UMA CRISE DE ENXAQUECA

Do ponto de vista fisiopatológico, podemos estabelecer uma relação etiológica potencial entre as crises de enxaqueca e o infarto cerebral.

Até o presente momento não podemos correlacionar os dois fatores, mas podemos distinguir várias possibilidades:

A) A existência, em um mesmo indivíduo, das crises de enxaqueca e o infarto cerebral, mas os dois não apresentam relação entre si.

B) A presença de lesões do sistema nervoso central de etiopatogenia distintas da enxaqueca, que possa apresentar sintomas que, clinicamente, pareçam com uma crise de enxaqueca, como, por exemplo, as malformações vasculares cerebrais (MAV).

C) A possibilidade de o infarto cerebral ser induzido pela enxaqueca, como no caso do infarto migranoso. Neste caso, a isquemia cerebral deve aparecer no curso de uma crise de enxaqueca típica e o déficit neurológico deve ser igual aos anteriores. O diagnóstico deve ser excluído dos diagnósticos possíveis de AVC. Podemos observar esta correlação etiopatogênica em pacientes jovens (menos de 40 anos) em mais de 20% dos casos.

A associação entre o infarto cerebral e a enxaqueca (infarto migranoso) é observada em um ou mais sistemas de áurea migranosa não completamente reversível em um prazo de 7 dias ou associados à confirmação de infarto migranoso mediante exame de imagem, descartando as possíveis etiologias do infarto; porém, é difícil encontrar a relação cerebral, pois existe uma classificação (Welch, 1990) entre a existência da isquemia cerebral e a enxaqueca (Quadro 4-1).

Quando a lesão isquêmica vincula-se, etiopatogenicamente, com a enxaqueca, podemos caracterizá-la, topograficamente, como mostrado no Quadro 4-2.

A cefaleia crônica diária (CCD) é a cefaleia primária de maior prevalência encontrada nas Unidades de Especialização em Cefaleia. Estas cefaleias são heterogêneas e caracterizam-se por apresentar dor de cabeça crônica. Nestes caso devemos considerar uma dor de cabeça que ocorre pelo menos 15 dias ao mês durante um período de 6 meses. Depois de descartar as cefaleias secundárias que cursam com um quadro clínico semelhante (cefaleia do pseu-

FISIOPATOLOGIA DA CEFALEIA (ENXAQUECA)

Quadro 4-1. Enxaqueca e isquemia cerebral

Relação causal (Welch, 1990):
▪ Isquemia cerebral em pacientes migranosos
▪ Quadro clínico da enxaqueca na isquemia cerebral:
• estabelecida
• de início recente
▪ Isquemia cerebral em relação à crise de enxaqueca:
• com associação de outros fatores
• sem associação de outros fatores
• relação incerta

dotumor cerebral, cefaleia pós-traumática), podemos diferenciar pelo menos 3 tipos de CCD:

1. **Cefaleia transformada**: encontra-se em paciente com antecedente de enxaqueca, onde a dor ocorre cada vez mais frequente, mas com menos intensidade.

2. **Cefaleia tensional crônica**: encontra-se em paciente com antecedentes de cefaleia tensional episódica, cuja frequência vai aumentando progressivamente.

Quadro 4-2. Características do infarto migranoso

Território vascular	
Vertebrobasilar	65%
Carotídeo	35%
Topografia cerebral	
Occipital, temporal talâmica	40 a 60%
Frontal, parietal	5%
Tálamo, cerebelo	20%
Tamanho	
Pequeno/moderado	(< 3 cm)
Prognóstico	
Evolução favorável	
Sequelas menores	

3. **Cefaleia crônica de início recente**: onde o paciente não tem antecedentes prévios de cefaleia e que ocorre de forma mais moderada, aparece uma cefaleia quase diária desde o início.

Nestes casos, em todas as formas de CCD podemos observar abusos de analgésicos, podendo, assim, originar "cefaleia de rebote", que seria o abuso de analgésicos, anti-inflamatórios não hormonais (AINHs) e derivados da ergotamina em tratamento de dor de cabeça (enxaqueca) do tipo tensional ou enxaqueca, podendo evoluir para uma cefaleia crônica diária. Os critérios diagnósticos de uma cefaleia por abuso de medicamentos são:

- Mais de 20 dias por mês com cefaleia.
- Mais de 10 horas de cefaleia diária.
- Incremento da gravidade e frequência das cefaleias após a suspensão de um fármaco.
- Ingestão, em mais de 20 dias do mês, de analgésicos ou derivados ergotamínicos, sozinhos ou combinados com barbitúricos, codeína, anti-histamínicos ou tranquilizantes.

5
QUADRO CLÍNICO E DIAGNÓSTICO

As cefaleias que se iniciam após os 40 anos requerem uma atenção especial. Nesta situação, teremos que realizar um minucioso diagnóstico diferencial. Devemos descartar que se trate de uma cefaleia secundária. Uma dor de cabeça tipo enxaqueca dificilmente se inicia nessa idade; geralmente, começa antes da segunda década de vida. Nesta faixa etária encontramos doenças que levam à cefaleia, como as artérias cranianas, entre elas a arterite de Horton. Sua clínica caracteriza-se por dor intensa, geralmente unilateral, e em região temporal, podendo haver edema da artéria temporal superficial, dolorosa à palpação. Podemos encontrar outros sintomas: mal-estar geral, fraqueza, mialgias, depressão etc. Ocorre uma elevação da velocidade de sedimentação globular (VSG), levando até à cegueira por isquemia do nervo óptico.

A áurea caracteriza-se por apresentar sinais ou sintomas neurológicos focais, podendo preceder, acompanhar ou até mesmo seguir a cefaleia em uma crise de enxaqueca. Segundo a estatística de F. Titus, os sintomas são:

- Visuais (75%):
  - Visualização de luzes (fotopsia).
  - Déficits de campo visual (escotomas) (aumentando de tamanho lentamente, podendo levar à cegueira completa transitória).
- Sensitivos (40%):
  - Formigamento, de início na face e que pode estender-se lentamente à extremidade superior e a todo um hemicorpo, melhorando no mesmo sentido em que se instalou.

- Perda de força em um demídio (lado = hemicorpo direito ou esquerdo) do corpo, ou sensação de torpor em toda uma extremidade até todo um hemicorpo (20%).
- Transtorno de linguagem (20%):
  - Dificuldade na articulação ou formação (compreensão da linguagem).
- E, com menos frequência, ocorrem sinais neurológicos, como:
  - Diarreia.
  - Náuseas.
  - Vômitos etc.

A áurea dura, geralmente, de 20 a 60 minutos e sua forma de instalação é lentamente progressiva.

Existem vários dados que relacionam os hormônios sexuais femininos com a enxaqueca. Podemos observar que a relação entre a prevalência de enxaqueca homem/mulher na infância é de aproximadamente 1/1 e na puberdade alcança taxas desde 1/2 até 1/4.

Observamos que os dias imediatamente anterior e durante a menstruação são referidas como de maior incidência de crises de enxaqueca; porém, nos referimos à enxaqueca menstrual quando as crises se apresentam unicamente relacionadas com a menstruação. Outros períodos apresentam-se facilmente nas crises e imediatamente após a ovulação, além dos primeiros dias após o parto. Todas estas crises foram relacionadas com a queda brusca dos níveis de estrógenos após um período mais ou menos longo de níveis estrogênicos plasmáticos elevados.

A MHF – migrânea hemiplégica familiar (paralisia de metade sagital, direita ou esquerda do corpo) – é um tipo de "enxaqueca" com áurea – cursa em forma de hemiplegia no paciente e pelo menos em um familiar de primeiro grau. A hemiplegia persiste por vários dias e, posteriormente, se resolve por completo. Em sua recidiva, afeta o mesmo hemisfério do corpo, podendo ser acompanhada de confusão, disfasia, alteração do nível de consciência e até o coma de meningite asséptica. As crises iniciam-se, geralmente, na infância e sempre antes dos 30 anos. Possui uma herança autossômica dominante (Hoff, 1996). Observamos a mesma mutação que a ataxia episódica tipo II pelo que se acredita que estas entidades são distúr-

QUADRO CLÍNICO E DIAGNÓSTICO

bios alélicos. Gardner, em 1997, encontrou outro gene para a MHF: 1q31.

Num "*status* migranoso", a enxaqueca, cefaleia, dura aproximadamente 72 horas com ou sem tratamento e pode ser constante ou apresentar períodos de remissão inferior a 4 horas (não incluindo os períodos de sono). A intensidade e duração da crise, tanto da cefaleia como da sintomatologia vegetativa concomitante, pode levar à deterioração do estado geral, desidratação, distúrbios no ritmo do sono e ansiedade.

No diagnóstico da enxaqueca a investigação mais útil é a anamnese, sendo acompanhada de um exame físico adequado.

Para obtermos uma boa orientação diagnóstica, devemos ter em mente a idade do início da cefaleia, localização da dor, descrição do tipo de dor e intensidade, duração e frequência, modo de início e término das crises, sintomas neurológico e vegetativo, circunstância que melhora ou piora a dor, antecedentes familiares de cefaleia e antecedentes pessoais do paciente.

Devemos estar atentos aos sinais ou sintomas da cefaleia sugestivos de lesão estrutural, como, por exemplo, início a partir dos 50 anos, agravamento progressivo, aparição recente (início brusco) e grau de intensidade, após exercício físico, aumento rápido da frequência ou intensidade, irritação meníngea etc.

Nos casos de cefaleia intensa de início agudo, evolução subaguda com agravamento progressivo, sintomas e sinais neurológicos focais, má resposta ao tratamento, cefaleia associada a papiledema ou rigidez de nuca, devemos indicar provas de neuroimagem no auxílio da investigação.

Ao realizar o diagnóstico clínico da enxaqueca, em algumas situações serão indicados exames de neuroimagem nos seguintes casos:

- Primeiro episódio de enxaqueca com áurea (Tc).
- Crises de enxaqueca com manifestações focais não mutáveis na lateralidade nem na expressão clínica (RNM).
- Mudanças não explicadas na frequência e intensidade das crises (Tc).
- Enxaqueca com áurea prolongada, como mais de 1 hora (RNM).
- Enxaqueca associada à síncope (Tc).
- Ansiedade ou hipocondria do paciente (Tc).

QUADRO CLÍNICO E DIAGNÓSTICO

Determinadas cefaleias requerem internações de urgência, como por exemplo:

- Episódios de dor de cabeça persistente que não cede e mantém-se inclusive à noite.
- Uma áurea migranosa mais intensa e prolongada do que o normal, com cefaleia leve ou inexistente (neste caso devemos descartar possíveis infartos cerebrais).
- Cefaleia com duração de mais de 72 horas.
- Cefaleia de início brusco, de grande intensidade, com vômito e alterações do nível de consciência. Deve-se suspeitar de hemorragia subaracnóidea.

As crises de enxaqueca seguidas de perda da consciência, sem que ocorra uma correlação necessária sobre o momento de sua apresentação, levam a importante diagnóstico diferencial. Se a perda da consciência caracteriza-se como comicial, a indicação de exame de neuroimagem é necessária. Quando se apresentarem em um mesmo paciente crises de enxaqueca e de epilepsia, devem descartar a presença de alterações de caráter estrutural, como é o caso das malformações arteriovenosas (MAV).

Situações distintas ocorrem durante uma crise de enxaqueca há episódios de perda da consciência que correspondem a síncopes, entendidas como uma perda da consciência súbita e fugaz cuja recuperação se dá em poucos minutos, sem deixar sequelas (pouco frequentes nas enxaquecas). Em sua patogênese postula o fato de que o enxaquecoso apresenta uma hipersensibilidade aos receptores dopaminérgicos que inibem o centro vasomotor, pelo que, durante a crise, por vários estímulos, como a manobra de Valsalva (realizada ao se exalar forçadamente o ar contra os lábios fechados e nariz tapado, forçando o ar em direção do ouvido médio, se a tuba auditiva estiver aberta) que se produz pelo vômito, habitual em enxaqueca, produz uma diminuição da pressão arterial, suficiente para levar a uma síncope.

O diagnóstico diferencial entre enxaqueca e cefaleia tensional, mesmo que seja frequente em ambas as patologias, apresenta-se de forma coexistente em um mesmo paciente, mas de fato representa enfermidades distintas. A enxaqueca se produz por mecanismo fisio-

QUADRO CLÍNICO E DIAGNÓSTICO

patológico de origem vascular, enquanto a cefaleia tensional é causada por alterações funcionais nas estruturas miofasciais, de localização, em geral, craniofacial. Clinicamente, a diferença entre a dor enxaquecosa e tensional é praticamente indistinguível. Quanto à intensidade da dor, considera-se que a enxaqueca corresponde a uma quantificação entre moderada e grave. Já nas cefaleias tensionais pode estar entre leve e moderada. Os elementos diferenciais mais úteis se encontram nos sintomas que as acompanham. Nas cefaleias tensionais é precisamente a ausência destes sintomas a característica para o diagnóstico. A ausência ou presença da piora com o movimento é, talvez, o elemento diferencial que alcança maior significado diagnóstico. Estes sintomas são próprios das cefaleias de origem vascular, como o caso da enxaqueca. O contrário ocorre com a cefaleia tensional, que pode melhorar com a atividade física. A ausência de manifestações vegetativas (náuseas, vômitos, diarreia etc.), fotofobia, fonofobia e ormofobia apoiam o diagnóstico de cefaleia do tipo tensional; porém, alguns pacientes podem expressar hipersensibilidade a estes estímulos. Na cefaleia tensional, diferentemente da enxaqueca, a dor não é pulsátil e nem incapacitante. A localização da cefaleia é outro dos parâmetros diferenciais: na enxaqueca, a localização geralmente é hemicraniana, com uma percepção às vezes muito localizada; na tensional, é holocraniana ou occipital, sempre de caráter difuso.

A enxaqueca, com ou sem áurea, em suas formas clínicas, e a cefaleia tensional têm uma prevalência elevada entre as cefaleia primárias. Frequentemente observamos o perfil de um paciente com um quadro de cefaleia muito contínuo e pouco incapacitante, que apresenta, de forma intercorrente, episódios de dor mais grave de duração autolimitada e mais incapacitante.

Em condições biológicas especiais do portador, observamos ambos os tipos de cefaleia, num mesmo paciente, o que chamamos de cefaleia mista ou combinada. A dificuldade em diferenciar ambos os tipos de dor explica-se, em parte, porque a condução do estímulo desde o vaso, na enxaqueca, e desde as estruturas miofasciais, na cefaleia tensional, até as áreas centrais de percepção, se produz, em parte, por uma via compartilhada que é o nervo trigêmeo.

QUADRO CLÍNICO E DIAGNÓSTICO

A hipoglicemia grave pode causar um grande número de sintomas neurológicos, como confusão, estupor, défictis focais, convulsão e coma. Os pacientes com hipoglicemia funcional desenvolvem sensação de tontura, náusea, vômito e uma cefaleia difusa em pressão ou pulsátil que é tanto mais intensa quanto mais grave for a hipoglicemia. Por outro lado, é bem conhecido que o jejum ou a hipoglicemia podem desencadear uma crise de enxaqueca.

O diagnóstico diferencial da cefaleia em salva e de enxaqueca é que, na cefaleia em salva, a evolução e o tempo são um dos dados que a caracterizam e que a diferenciam da enxaqueca. A dor apresenta-se em surtos ou períodos de tempo, que podem durar desde algumas semanas até vários meses, passando depois por longos períodos de remissão. Durante a face ativa, a cefaleia ocorre diariamente, em forma de crises entre 30 a 180 minutos, uma ou várias vezes por dia. Após a crise, o paciente fica assintomático, podendo retornar às suas atividades normalmente. É característica desta cefaleia sua distribuição do horário. Outra diferença da enxaqueca é seu início e resolução de forma abrupta. A dor é de localização unilateral, orbitária ou periocular, mais do que hemicraniana, como ocorre na enxaqueca. Os sintomas que acompanham a cefaleia em salva são característicos desta doença e correspondem à disfunção autonômica local, entre os quais se destacam: lacrimejamento, congestão conjuntival, edema palpebral, rinorreia (secreção que sai pelo nariz e pode ser clara como a água e espessa) com sensação de entupimento nasal, sempre ipsolaterais à localização da dor. Diferente da enxaqueca, não apresenta sintomas digestivos. Os pacientes durante a crise de cefaleia em salvas manifestam inquietação e intensa agitação psicomotora, em contraste com o paciente na crise de enxaqueca, que pode preferir permanecer quieto e em silêncio, com o mal-estar geral persistindo durante alguns dias.

6
TRATAMENTO

Diante de um paciente com cefaleia (enxaqueca) que procura atendimento especializado, devemos ter em conta dois aspectos básico:

1. Explicar ao paciente as características da doença que o afeta, insistindo que se trata de um processo benigno para o qual não dispomos de um tratamento curativo, mas podemos controlar as crises, melhorando assim a qualidade de vida do paciente, ou, então, tratar preventivamente suas causas.
2. O tratamento deve ser realizado individualmente. Em cada caso deve ser realizado um interrogatório preciso que leve a definir as características da crise, os fatores desencadeantes, a frequência que ocorre, a presença de sintomas concomitantes, os antecedentes prévios que possam dificultar ou facilitar o uso de medicação preventiva etc. Em resumo, podemos estabelecer dois tipos de tratamento: o tratamento agudo da crise e o tratamento preventivo (ou profilático).

TRATAMENTO MEDICAMENTOSO

Diante de qualquer cefaleia, o médico observador deve interrogar o paciente sobre o consumo de qualquer tipo de fármaco, prescrito por médico ou por automedicação. Entre os medicamentos mais frequentemente implicados como desencadeantes de crise de enxaqueca podemos destacar:

- Vasodilatadores.
- Estrógenos, clomifeno, anticoncepcionais.
- Ácidos nicotínicos.

TRATAMENTO

- Anti-inflamatórios não hormonais (AINHs) (diclofenaco, indometacina, piroxican).
- Reserpina.
- Teofilina e derivados.
- Cimetidina, ranitidina.
- Betabloqueadores (atenolol, metoprolol).
- Alguns anti-histamínicos.
- Inibidores da ECA.
- Trimetropim–sulfametoxazol.
- Vitamina A e derivados do ácido retinoico.
- Analgésicos e ergotamínicos.

No tratamento da enxaqueca, devemos incluir, juntamente com o necessário e inevitável tratamento farmacológico, uma análise dos fatores desencadeantes, mas devemos levar em conta que alguns destes fatores não são modificáveis (estresse, menstruação, alterações barométricas). Com isso, devemos perguntar ao paciente sobre os fatores que são passíveis de modificação (bebidas, alimentos, certos medicamentos), estabelecendo as recomendações necessárias. Certas mudanças no estilo de vida são necessárias e muito benéficas, como, por exemplo, o ritmo de sono/vigília adequada, a prática regular de exercício moderado, evitar medicamentos e alimentos prejudiciais etc, mas devemos deixar claro ao paciente que o tratamento não farmacológico é insuficiente para o controle das crises.

Diante da crise de enxaqueca, o repouso em um lugar isolado de estímulos externos (luz, ruídos, odores), de preferência em posição sentada ou deitada, será benéfico, assim como a aplicação local de frio. O uso de café ou bebidas que contenham cafeína pode melhorar a crise aguda leve.

Os analgésicos compostos (analgésicos associados a medicamentos como paracetamol, ácido acetilsalicílico, codeína, cafeína, butalbital, antieméticos e outros) são indicados no tratamento da enxaqueca sem apresentar maior eficácia que os analgésicos simples. Se administrados de forma contínua, produzem efeitos adversos relacionados com o poder da codeína e da cafeína de induzir dependência. Dados que possuem igual eficácia, mas com os efeitos indesejáveis analgésicos simples, não são recomendáveis. Além disso, os analgésicos compostos que possuem medicamentos em proporções fixas não permitem ajustes de dose em cada fármaco individualmente (algumas pessoas podem precisar de uma dose maior de antiemético ou de analgésico, por exemplo).

Os triptanos são agonistas dos receptores 5-HT1. Estruturalmente, são similares à serotonina, que se liga naturalmente aos receptores 5-HT1. Não são narcóticos. São diferentes da hidroergotamina e da ergotamina, que são medicamentos não específicos que exercem atividade como agonistas em diversos tipos de receptores de serotonina e de outros tipos de receptores. Os triptanos apresentam grande seletividade pelos receptores 5-HT1.

A sumatriptana foi o primeiro fármaco agonista 5-HT1 que desenvolvido, especificamente, para o tratamento da enxaqueca. A sumatriptana em comprimido leva a alívio da dor nos primeiros 30 minutos após sua administração. A sumatriptana em *spray* nasal produz alívio da dor em 15 minutos após a aplicação, indicado, especialmente, quando o paciente apresenta vômito. Tempos depois, foram produzidos outros triptanos (naratriptano, rizatriptano, zolmitriptano, almotriptan e outros). Estes fármacos estão indicados no tratamento agudo da enxaqueca (Quadro 6-1).

A ergotamina atua sobre os receptores adrenérgicos, serotoninérgicos (vários subtipos) e dopaminérgicos. Produz vasoconstrição de artérias cranianas e extracranianas, musculares, coronárias e periféricas, com especial efeito nas extremidades inferiores e com a particularidade que, no sistema arterial das extremidades inferiores, seu efeito persiste até 24 horas depois de sua administração.

Pela sua ação dopaminérgica, pode produzir sensação de peso gástrico, náuseas e vômitos. Em decorrência da ação vasoconstritora sistêmica, produz aumento da pressão arterial. Em pacientes

Quadro 6-1. Tratamento da enxaqueca

- Tratamento inespecífico:
  - Analgésico
  - Anti-inflamatórios
- Tratamento específico:
  - Não seletivo: ergotamina
  - Seletivo: triptanos

com cardiopatia prévia, pode desencadear angina ou infarto do miocárdio. Pela sua ação sobre o leito capilar cerebral, pode facilitar a hipoperfusão cerebral, especialmente em pacientes com áureas migranosas prolongadas, desencadeando infartos migranosos.

Os triptanos são, atualmente, o tratamento de eleição nas crises de enxaqueca. São medicamentos agonistas dos receptores serotoninérgicos 5-HT1B e 5-HT1D, produzindo vasoconstrição seletiva de grandes vasos intracranianos. Também possuem uma ação pré-sináptica bloqueando a transcrição neural na sinapse distal do trigêmeo, inibindo a inflamação neurogênica estéril. Sua atividade mais seletiva e menos sustentada sobre os receptores serotoninérgicos faz com que tenham maior eficácia e melhor tolerância que os ergotamínicos, sendo, portanto, preferíveis a estes últimos.

Os ergotamínicos são medicamentos de segunda escolha, pois são pouco seletivos e por não terem ação sobre o controle de a náuseas, vômito, fotofobia e fonofobia, sendo necessário tratamento adicional para esses sintomas. Atualmente só estão indicados quando fracassarem os analgésicos, os AINHs ou em caso de intolerância.

Os ergotamínicos não são recomendados, pois podem levar ao desenvolvimento de tolerância e dependência, assim como cefaleia de rebote, que induz o paciente a continuar tomando o medicamento até provocar uma intoxicação crônica (ergotismo).

Nunca se deve exceder a dose de ergotamina de 6 mg/dia e 12 mg/semana. Estão contraindicadas em casos de vasculopatias (periférica, cerebral ou coronária), na insuficiência hepática e renal, hipertireoidismo, hipertensão arterial sistêmica mal controlada ou gestação. Podem ser causa de isquemia periférica grave no caso de administração simultânea com betabloqueadores.

A absorção oral e retal de ergotamina é lenta e com uma biodisponibilidade muito baixa. A associação a outros medicamentos visa potencializar, aumentar seu efeito, ou seja, melhorar sua absorção e efeito, como a cafeína, por exemplo.

Temos outras associações, como baixar as doses de um analgésico com alcaloides da beladona e butalbital (um barbitúrico) por via retal. Até o aparecimento dos agonistas dos receptores das serotoninas (triptanos) como tratamento específico da enxaqueca, só se dispunha dos ergóticos como medicamentos vasoconstritores; este fato e seu baixo custo facilitaram sua ampla difusão e a automedicação pela população geral.

Podemos destacar alguns produtos que produzem eficácia na crise de enxaqueca:

- Analgésicos:
  - Paracetamol: 500 a 1.000 mg/vo.
- AINHs:
  - AAS: 1.000 mg/vo.
  - Ibuprofeno: 600 a 1.200 mg/vo.
  - Naproxeno: 500 a 1.000 mg/vo.
- Agonistas serotoninérgicos 5-HT1 (doses equivalentes por via oral):
  - Sumatriptano: 25, 50 e 100 mg.
  - Zolmitriptano: 2,5 a 5 mg.
  - Naratriptano: 2,5 mg.
  - Rizatriptano: 5 a 10 mg.
  - Eletriptan: 20 a 40 mg.
  - Almotriptan: 12,5 a 25 mg.
- Medicamentos coadjuvantes:
  - Antieméticos:
    - Metoclopramida: 10 mg.
    - Domperidona: 30 mg.
  - Ansiolíticos/neurolépticos:
    - Clorpromazina: 12,5 a 25 mg (com ação antiemética).
  - Diazepam: 10 mg (mais bem absorvido por via oral ou sublingual do que por via intramuscular).
  - Codeína: 15 a 30 mg.

Em geral, prefere-se o tratamento por via oral, mas, nos casos com problemas de náuseas e vômito, devemos recorrer a outras vias: retal, intranasal, como *spray*, intramuscular ou subcutânea. Os pacientes que apresentam crise de enxaqueca que se automedicaram têm de ser avaliados por um médico experiente que deve averiguar primeiro qual medicação foi usada nas últimas 24 horas, podendo indicar um agonista serotoninérgico. Se houver tomado um ergotamínico ou um agonista 5-HT1 em doses máximas, podemos administrar, por via intramuscular (IM), diclofenaco sódico 75 mg, que pode ser associado a um antiemético e a um ansiolítico.

Não devemos administrar juntos ergotamínicos e agonistas 5-HT1 ou triptanos. Os ergotamínicos são potentes vasoconstritores, e os agonistas serotoninérgicos também podem causar vasoconstrição, ainda que de menor intensidade, e ambas as ações se somarão. Por isso existe o risco de causar uma isquemia vascular (periférica, coronária ou cerebral). Nunca devemos administrar agonistas serotoninérgicos dentro das 24 horas seguintes ao uso de algum ergotamínico, e ergotamínicos não devem ser administrados dentro das 6 horas seguintes ao uso de algum agonista 5-HT1.

Os triptanos têm uma eficácia terapêutica similar. Considera-se benefício terapêutico máximo o controle da crise de enxaqueca em um tempo não superior a duas horas, com a possibilidade de recorrência (retorno da dor após seu desaparecimento ou notável melhora), que será necessário para administração de uma nova dose. O nível de eficácia descrito nessas condições é de 70% para todos os triptanos. O fato de uma pessoa com enxaqueca não ter respondido a um triptano não significa que não responderá a outro.

Na manipulação terapêutica da cefaleia em salvas, há duas atitudes que sempre devem ser tomadas: a de tratar a dor durante a crise e a de tentar diminuir a duração do surto. O tratamento profilático ou de manutenção, quando a cefaleia em salva cursar de forma episódica, não deve ser indefinido. Inicia-se no começo do surto e mantém-se até algumas semanas após o término das crises, mas, caso haja um perfil evolutivo crônico, o tratamento deve ser mantido a longo prazo. Durante a fase ativa, os medicamentos de primeira eleição são corticoides e metisupida. Na fase crônica, geralmente utilizam-se verapamil e sais de lítio. No controle da crise, o perfil farmacológico do produto deve apresentar uma ação rápida e eficaz no alívio da dor. No momento, entre o que dispomos, não temos nenhum que atue na prevenção de crise sucessiva. As medicações que combatem as crises são administradas quando os sintomas começam e são necessários vários minutos para sua ação. Nos casos em que a dor dura em torno de 30 minutos, deve ser usada uma via de administração rápida como a parenteral. O método mais seguro e rápido de combater uma crise de cefaleia em salvas é a inalação de oxigênio a 100% em fluxo de 7 litros por minuto. O uso de sumatriptano por via subcutânea também é muito eficaz quanto à velocidade de ação, mas é conveniente limitar seu consumo a uma ou duas doses por dia.

Juntamente com o tratamento da crise, devemos iniciar o tratamento profilático. Há momentos em que o benefício terapêutico do medicamento profilático não se observa até que se passem algumas semanas, podendo ser necessário um segundo medicamento que controle a cefaleia durante este período refratário. Nestes casos, os corticoides são os medicamentos mais utilizados, levando a um alívio rápido da dor, mas, ainda que seguros a curto prazo, não é recomendável seu uso continuado, podendo provocar fibrose que afeta o peritônio, a pleura, o pulmão e o tecido cardíaco.

O carbonato de lítio é usado nas formas crônicas de cefaleia em salvas, ainda que não seja a primeira escolha. Durante o tratamento devem ser evitados os diuréticos para impedir as interações farmacológicas, e é necessário fazer controle da litemia, bem como das funções renal e tireoidiana.

Algumas oftalmoplegias dolorosas, como a síndrome de Tolosa-Hunt, o pseudotumor orbitário, a migrânea oftalmoplégica (Fig. 3-4A), devem ser tratadas com corticoides em doses de 1 a 2 mg/kg/dia de prednisona, em administração decrescente, com duração de tratamento inferior a um mês. Não demonstraram eficácia (salvo em casos isolados) os betabloqueadores, os antagonistas do cálcio, os antidepressivos, os ergotamínicos e os triptanos.

Podemos observar que os efeitos adversos mais frequentes causados pelos AINHs são encontrados no sistema digestivo sob a forma de epigastralgias, úlcera gastroduodenal e gastrite erosiva. O uso desta medicação administrada por outras vias não evita os efeitos secundários, seja por via retal ou intramuscular. Entre outros efeitos encontrados, podemos citar as reações alérgicas (pacientes asmáticos), a nefropatia intersticial (em uso prolongado) e as reações hematológicas (trombocitopenia ou granulocitose).

As cefaleias (enxaquecas) encontradas em crianças podem levar à melhora com o uso de um analgésico simples e um sedativo benzodiazepínico. Em crianças acima de 12 anos, não é indicada a administração do ácido acetilsalicílico em doses elevadas pelo risco de levar a uma Síndrome de Reye. Neste caso, podemos administrar paracetamol e outros anti-inflamatórios acompanhados de antieméticos (em crianças podemos observar que a náusea e o vômito são mais frequentes que no adulto). Os triptanos são pouco usados nessa faixa etária e por isso há pouca experiência em estudo. Nos tratamentos profiláticos, encontramos o uso de betabloqueadores em doses de 1 a 2 mg/kg ou 20 mg/dia divididos em duas doses nas crianças com menos de 35 kg; flunarizina nas doses de 2,5 a 5 mg/dia e cipro-heptadina nas doses de 2 a 4 mg 2 vezes ao dia, num período limitado de tempo. Os anticonvulsivantes como fenitoína e o fenobarbital também são usados no controle da cefaleia (enxaqueca).

No período da gestação, a enxaqueca pode diminuir de frequência, mas a crise com áurea poderá aumentar pelo estado de hipercoagulabilidade deste período. Neste caso, podem ser usados analgésicos simples como o paracetamol. O ácido acetilsalicílico não deve ser utilizado, e outros anti-inflamatórios só poderão ser usados em casos excepcionais. Os antienxaquecosos específicos estão contraindicados durante este período gestacional.

De maneira geral, o tratamento preventivo da enxaqueca deve ser planejado naqueles pacientes que apresentam três ou mais crises por mês ou em pacientes que apresentam crises graves que limitem sua atividade diária habitual. Podemos, também, tratar de forma contínua aqueles pacientes onde os tratamentos sintomáticos são ineficazes ou causam efeitos adversos intoleráveis. E, por fim, os pacientes que não toleram, psicologicamente, a crise ou que apresentam enxaqueca com áurea incapacitante, como a motora.

O tratamento preventivo da enxaqueca pode ser planejado de forma episódica, subaguda ou crônica. A episódica deve ser iniciada nos pacientes em que se pode identificar um fator desencadeante evidente (como exercício ou atividade sexual). Esses pacientes podem ser orientados a se medicar antes da exposição ao fator desencadeante. Os pacientes onde observamos as crises relacionadas com altitude, menstruação e outras causas podem ser tratados de forma subaguda, e aconselhados a se medicarem antes e durante a exposição. Na profilaxia crônica, o tratamento deve ser de forma contínua com a intenção de dirimir a frequência das crises.

TRATAMENTO 6

Os medicamentos mais usados no tratamento profilático da enxaqueca são:

- Betabloqueadores, apresentando contraindicações para os pacientes cardíacos:
    - Propranolol: 40 a 160 mg/dia.
    - Atenolol: 50 a 100 mg/dia.
    - Metoprolol: 100 a 200 mg/dia.
    - Nadolol: 20 a 120 mg/dia.
- Antagonistas do cálcio:
    - Flunarizina: 2,5 a 5 mg/dia.
    - Nicardipina: 40 a 60 mg/dia.
    - Nimodipina: 90 a 120 mg/dia.
    - Verapamil: 240 a 1.100 mg/dia.
- AINHs:
    - AAS: 100 a 300 mg/dia.
    - Naproxeno: 550 a 1.100 mg/dia.
- Antidepressivos tricíclicos:
    - Amitriptilina: 25 a 50 mg/dia.
    - Nortriptina: 10 a 75 mg/dia.
- Antiepilépticos:
    - Ácido valproico: 500 a 1.500 mg/dia.
    - Carbamazepina: 200 a 400 mg/dia.
- Antagonistas serotoninérgicos:
    - Metisergida.
    - Pizotifeno.

O grupo farmacológico mais utilizado junto aos antagonistas do cálcio e antidepressivos são os betabloqueadores. Neste caso, os mais utilizados são o propranolol, o nadolol e o atenolol, que são eficazes tanto na enxaqueca com ou sem áurea. Estes medicamentos devem ser de primeira escolha naqueles pacientes onde o estresse esteja como desencadeante, como também em indivíduos com hipertensão arterial ou tremor essencial associados. O propranolol é o mais utilizado, e sua eficácia é de, aproximadamente, 65%. Nestes indivíduos, o início do tratamento deve ser controlado juntamente com a frequência cardíaca e a pressão arterial. Em cerca de 30% desses pacientes podem aparecer efeitos secundários como fadiga, bradicardia, hipertensão, depressão, broncospasmos, pesadelos e aumento de peso.

Os anticonvulsivantes possuem ação profilática no tratamento da crise da enxaqueca, como o valproato, que estimula a síntese de GABA, aumentando a concentração deste neurotransmissor, modulando assim os neurônios nociceptivos das meninges. Este fármaco antienxaquecoso deve ser reservado aos pacientes em que a escolha do medicamento de primeira linha tenha falhado. Outros medicamentos anticonvulsivantes como a gabapentina e a vigabatrina possuem sua eficácia para esta indicação clínica.

Os medicamentos antisserotoninérgicos, como a metisergida, potente antagonista 5-HT2, foram a primeira medicação utilizada no tratamento profilático da enxaqueca. No momento seu uso está reduzido em decorrência dos potenciais e graves efeitos secundários a que pode levar. A metisergida possui efeitos colaterais no uso da crise da enxaqueca que podem ser potencialmente graves e seu uso deve ser recomendado no máximo em 6 meses, com pausa de 2 a 3 meses de descanso. Estes efeitos são: náuseas, vômito, dispepsia, sedação, depressão e a temida fibrose retroperitoneal. O uso está contraindicado em pacientes com doenças cardiovasculares, hipertensão, úlcera, gestação, tromboflebite recorrente e doenças fibróticas (Dupy-Tren, Peyronie e outros).

O uso de antidepressivos, mesmo que o paciente não se encontre com depressão na crise, mostra sua eficácia na prevenção da enxaqueca e é utilizado na cefaleia tensional e na cefaleia crônica diária.

Os corticoides são utilizados na crise de enxaqueca, a menos que estejam contraindicados. Caso não sejam eficazes em 24 horas, é provável que não o serão posteriormente.

O motivo do tratamento terapêutico em um paciente migranoso é levar ao alívio da dor e dos sintomas associados à doença, podendo melhorar a qualidade de vida do paciente.

O tratamento profilático das crises de enxaqueca está indicado nos casos onde o paciente as apresente mais de 2 vezes ao mês ou quando a resposta ou tolerância ao tratamento abortivo esteja insuficiente ou nula. A eficácia da medicação deve ser observada quando a frequência das crises diminui e há redução na intensidade e duração das crises. O efeito do tratamento profilático das crises pode levar de 3 a 8 semanas para aparecer. Neste momento deve ser mantido por 3 a 6 meses, no mínimo. Caso não tenha melhora em 8 semanas, o tratamento deverá de ser alterado, inclusive por outra medicação.

Os pacientes que utilizam os analgésicos de forma abusiva podem ter intoxicação medicamentosa, que leva à cefaleia pelo abuso da medicação. A desintoxicação dos indivíduos deve ser de forma brusca e deve ser retirada toda a medicação sintomática. É necessário conhecer o(s) medicamento(s) utilizado(s) pelo paciente e as doses habituais, para individualizar o tratamento. A relação médico/paciente deve ser de absoluta confiança para não levar o indivíduo a se sentir pressionado durante o processo ou que se sinta só.

Na síndrome de abstinência aos medicamentos analgésicos, podemos observar sintomas como: ansiedade, cefaleia de rebote, náuseas e vômitos. Nestes casos, podemos utilizar um AINE (por via oral ou retal) diferente dos que o paciente utilizou, como por exemplo: naproxeno (500 mg de 8/8 h) e cetoprofeno (50 mg 8/8 h), associados à amitriptilina, caso o paciente tenha crises de cefaleia tensional. Os corticoides são outra medicação válida de tratamento, num período que deve ser inferior a 15 dias, sendo necessária sua lenta diminuição neste período, recorrendo-se ao uso de omeprazol (20 mg/dia) ou a ranitidina (300 mg/dia). Em casos de ansiedade, associados ao tratamento, podemos indicar um neuroléptico (tiaprida), evitando os benzodiazepínicos pelo potencial em causas de dependência, e os antieméticos, caso haja náuseas e/ou vômitos.

TRATAMENTO CIRÚRGICO

A enxaqueca (cefaleia crônica) é uma das formas de dor de cabeça mais presentes na população adulta, mas também pode ser encontrada em crianças. Normalmente as dores são precedidas por alterações visuais, neurológicas e mal-estar, podendo levar a ataque de dor muitas vezes pulsátil, na maioria das vezes de um lado da cabeça, mudando de um lado para outro num próximo ataque. Os pacientes relatam sintomas como náuseas, vômitos, alterações neurológicas, aversão ao barulho e à luz.

6 TRATAMENTO

Alguns pacientes, muitas das vezes, são acometidos por vários dias de dor, que recorrem a períodos regulares (como, por exemplo, associados à menstruação nas mulheres em idade fértil). Pode-se apresentar na sua forma maligna, com dores todos os dias, o que pode ser favorecido por estresse, sono irregular ou alimentação deficitária.

Temos diversas medicações de eficácia comprovada para o tratamento da enxaqueca, tanto para suas crises como para seus ataques. O tratamento clínico medicamentoso é o tratamento padrão para esta condição. Muitos pacientes apresentam alto grau de sofrimento, mesmo com o tratamento medicamentoso convencional, com crises frequentes à despeito de tratamento adequado, ou apresentam efeitos colaterais deletérios sob medicação.

Recentemente, alguns pesquisadores demonstraram a eficácia da terapia de estimulação nervosa para esses casos (Fig. 6-1). Esses estudos ainda são baseados em séries de casos, mas a experiência tem avançado consideravelmente a favor desse procedimento. Refere-se ao implante de dois pequenos eletrodos por meio de uma agulha, num procedimento minimamente invasivo sob sedação (Fig. 6-2) ou uma curta anestesia geral (Fig. 6-1). Os eletrodos são posicionados sob a pele, ao lado dos nervos occipitais. A estimulação elétrica contínua dos

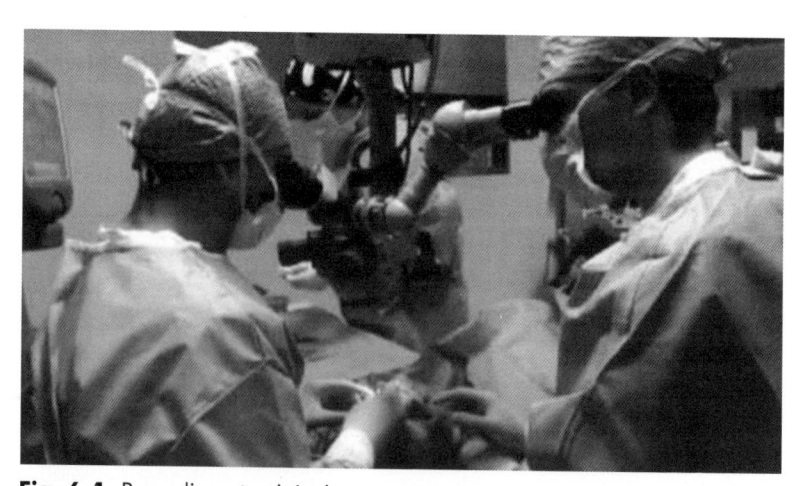

Fig. 6-1. Procedimento cirúrgico para tratamento da enxaqueca sob anestesia geral, após avaliação com a toxina botulínica, que leva de 30 a 40 dias de acompanhamento ambulatorial do paciente para o possível ato cirúrgico.

TRATAMENTO 6

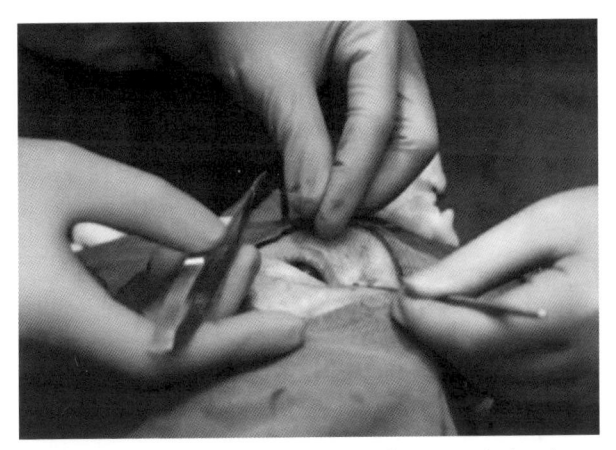

Fig. 6-2. Procedimento cirúrgico, sob anestesia local, após a avaliação do paciente com aplicação da toxina botulínica. Esta avaliação será ambulatorial, levando de 30 a 40 dias de observação do paciente antes do possível tratamento cirúrgico.

nervos occipitais é capaz de inibir, reflexamente, o desencadeamento das crises de enxaqueca. Este procedimento ainda não está padronizado no Brasil, porém, já está disponível em alguns casos especiais.

Outras técnicas neurocirúrgicas estão sendo realizadas para a cura da enxaqueca em outros casos, em que a melhora das dores são observadas. O relatório confirma que os números constituem uma prova contundente de que a cirurgia em um ou mais pontos do cérebro e coluna cervical, que geram a dor de cabeça, pode eliminar, curar ou reduzir a frequência, duração e intensidade do problema. A opção cirúrgica dá uma esperança aos que sofrem de enxaqueca, dependendo da intensidade desta doença.

Outra técnica cirúrgica, já utilizada no Brasil, desde 2011, é a descompressão nervosa que leva à cefaleia (enxaqueca). Consiste no uso da toxina botulínica (Fig. 6-3) para a descompressão na zona de gatilho da dor (local de origem da dor, ver Fig. 1-1). A técnica cirúrgica leva à descompressão do nervo causador da enxaqueca. A localização da dor é um fator primordial para o tratamento com a toxina botulínica (Figs. 1-1 e 6-3). Neste caso, o paciente deve ser avaliado por um intervalo de 30 a 40 dias, aproximadamente, até

6 TRATAMENTO

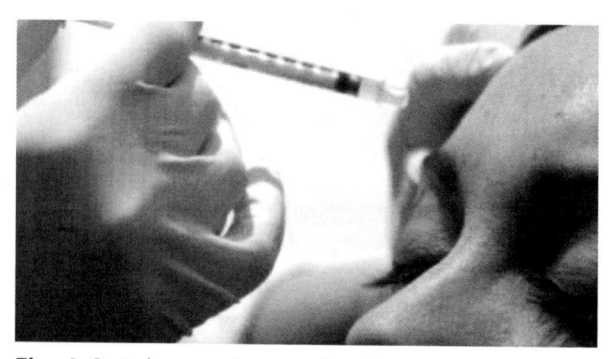

Fig. 6-3. Aplicação de toxina botulínica nos pontos musculares, zona de gatilho da dor da enxaqueca.

que perceba o local de origem da dor (zona de gatilho). Neste momento, o profissional decidirá a dose de toxina botulínica no ponto de gatilho. O paciente será observado por meio de um questionário pessoal. Após a aplicação da toxina botulínica, o paciente será acompanhado por um período de 30 dias para avaliar se houve melhora de mais de 50% dos sintomas e será analisado também quanto a intensidade, frequência e duração da enxaqueca, observando-se a eficiência do tratamento. Até este momento da técnica, o profissional (médico) é capaz de localizar o ponto de gatilho da dor (local de origem da dor), interrompendo o pinçamento do nervo pela descompressão muscular, prevenindo ou tornando menos frequentes as crises de enxaqueca.

A técnica cirúrgica será o passo seguinte que consiste na descompressão dos nervos causadores da enxaqueca, pela retirada da musculatura ao redor do nervo comprimido, ou, no caso temporal, pela retirada do pequeno nervo, através de pequenas incisões no couro cabeludo por técnicas endoscópicas, ou retirada de parte do músculo semiespinhal (Figs. 6-1 e 6-2).

Muitas das vezes a descompressão não leva à cura definitiva, e o paciente não obtém a melhora das crises dolorosas crônicas com a medicação usada. Com o procedimento cirúrgico a melhora das crises varia de até 50 a 90%, caso o paciente atenda ao protocolo cirúrgico. O objetivo do procedimento é auxiliar os pacientes com crise de enxaqueca crônica a reduzir seu sofrimento com o tratamento clínico.

BIBLIOGRAFIA

André C. *O guia prático da neurologia*. Rio de Janeiro: Guanabara Koogan, 1999.
Robbins LD. *Management of headache and headache medications*. 2nd ed. New York: Springer-Verlag, 2000.
Liaño H. *Dolor de cabeza. Plan de formacion en neurologia*. Madrid: Ergon, 2000.
Silva WF. *Diagnóstico das cefaleias*. São Paulo: Lemos, 2004.
Titus F, African N, Desceus S. *Cefalen*. 2nd ed. Madrid: Harcoust, 1999.
Titus F. *Migrana y otras cefaleas vasculares*, Barcelona: MCR, 1990.
Titus F, Lafuente MA. *Cefalea: tratado de emergência medica*. In: Carrasco MS, editor. Madrid: Aran, 2000.

ÍNDICE REMISSIVO

Números acompanhados pelas letras *f* em itálico e **q** em negrito indicam figuras e quadros respectivamente.

A
Acetaminofeno, 11
　no tratamento da dor, 11
Aditivos
　desencadeantes da enxaqueca, 26
Alimentos
　desencadeantes de enxaqueca, 26
Analgésicos
　para enxaqueca, 38
Anticonvulsivantes
　no tratamento da enxaqueca, 46
Áurea
　na enxaqueca, 17
　　dura, 32

B
Bloqueadores
　do canal de cálcio, 5
　　na enxaqueca, 5

C
Carbonato
　de lítio, 43
Cefaleia
　crônica de início recente, 29
　crônica diária, 27
　em crianças, 43
　em salvas, 42
　fisiopatologia da, 25
　　complicações, 27
　　e isquemia cerebral, **28q**
　　relação da serotonina com, 26
　quadro clínico e diagnóstico, 31
　　início, 31
　tensional crônica, 28
　transformada, 28
　tratamento
　　cirúrgico, 47
Codeína
　no tratamento da dor, 11

D
Divalproato
　de sódio, 5
Dor
　mecanismo da, 7
　　classificação, 7
　　crônica
　　　não maligna, 10
　　definição, 7
　　diagnóstico da natureza, 7
　　formas de tratamento, 10
　　　farmacológico, 10
　　manejo, 9
　　moderada, 7
　　oncológica, 11

ÍNDICE REMISSIVO

E
Enxaqueca
  antecedentes familiares da, 15
  associações, 16
  áurea, 17
  basilar, 20
  comorbidade da, 15
  complicações durante a, 27
  crises de, 18
  critérios diagnósticos, 4
  definição, 4
  diagnóstico, 17
    clínico da, 33
    diferencial, 34
  episódios, 18
  etiologia, 22
    infecciosa, 23
    outras, 23
    tumoral, 23
    vascular, 22
  fatores desencadeantes de, 26
  fisiopatologia da, *8f, 13f,* 25
  formas da, 3
    clínicas, **20q**
  hipoglicemia, 36
  implicações terapêuticas, 15
  manifestações clínicas, 13
  mecanismo da dor, 7
  oftalmoplégica, 21
    crise de, 22
    definição de, 21, *22f*
    diagnóstico, 22
  origem, 1
  prevenção, 5
  síndrome da, 3
  sintomas, 14
    prodrômicos, 16
  tratamento, 4, 37, **39q**
    medicamentoso, 37
    profilático, 45
Escala Visual Analógica, 10
Escotoma, 23, 31

F
Fotopsia, 31

I
Infarto cerebral
  e enxaqueca, 27
Infarto migranoso
  características do, **28q**
Isquemia cerebral
  e enxaqueca, **28q**

M
Migrânea
  hemiplégica familiar, 32
  retiniana, 23

N
Nefrologia intersticial, 43

O
Opioides
  na enxaqueca, 7
Organização Mundial da Saúde, 4

P
Paracetamol, 38
  no tratamento da enxaqueca, 38
Ptose palpebral, 21

S
Serotonina
  e cefaleia, 26
Síndrome
  de Reye, 44
  de Tolosa-Hunt, 43
Sociedade Internacional de Cefaleia, 4
Sociedade Internacional para o Estudo da Dor, 7
Sumatriptana, 39
  no tratamento da enxqueca, 39

T
Topiramato
  na enxaqueca, 5
Triptanos
  na enxaqueca, 39